HEFTE ZUR UNFALLHEILKUNDE

BEIHEFTE ZUR „MONATSSCHRIFT FÜR UNFALLHEILKUNDE UND VERSICHERUNGSMEDIZIN"

HERAUSGEGEBEN VON PROF. DR. A. HÜBNER, BERLIN

HEFT 57

DIE BEGUTACHTUNG DES UNFALLZUSAMMENHANGES DER MENISCUSBESCHÄDIGUNG

von

PRIVATDOZENT DR. HEINRICH BREITENFELDER

Chefarzt der Orthopädischen Klinik Kassel

Mit 4 Abbildungen

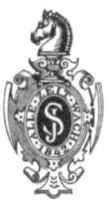

1958

SPRINGER-VERLAG / BERLIN · GÖTTINGEN · HEIDELBERG

Preis: DM 7.60, Vorzugspreis für die Abonnenten der „Monatsschrift für Unfallheilkunde": DM 6.08

SPRINGER-VERLAG / BERLIN · GÖTTINGEN · HEIDELBERG

Hefte zur Unfallheilkunde

Heft 49: Die Chirurgie des Sägeunfalles. Klinische, arbeitsphysiologische und versicherungsrechtliche Untersuchungen. Von Professor Dr. **Kurt Stucke,** Oberarzt der Chirurgischen Universitätsklinik, Würzburg, und Dr. **Helmut Bayreuther,** Assistent der Universitäts-Nervenklinik, Göttingen. Mit 53 Abbildungen und 29 Tabellen. IV, 73 Seiten Gr.-8°. 1955. DM 12,20

Heft 50: Knochenerkrankungen und -Geschwülste in der Begutachtung. Von Professor Dr. **Hans Hellner,** Direktor der Chirurgischen Universitätsklinik, Göttingen. Mit 87 Abbildungen. VI, 93 Seiten Gr.-8°. 1955. DM 15,40

Heft 51: Der heutige Stand der Lehre vom Sudeck-Syndrom. Von Professor Dr. med. habil. **Carl Blumensaat,** Chefarzt des Knappschaftskrankenhauses Bottrop (Westfalen). Mit 25 Abbildungen. VIII, 225 Seiten Gr.-8°. 1956. DM 29,60

Heft 52: Verhandlungen der Deutschen Gesellschaft für Unfallheilkunde, Versicherungs- und Versorgungsmedizin. XIX. Tagung am 26. und 27. Mai 1955 in Goslar. Im Auftrage des Vorstandes herausgegeben von Professor Dr. **R. Herget,** Essen. Mit 62 Abbildungen im Text. IV, 239 Seiten Gr.-8°. 1956. DM 30,—

Heft 53: Die Spanplastik nach Phemister. Theoretische Grundlagen, Indikation, Technik und Ergebnisse. Von Dr. **Karl Blanke,** Privatdozent für Chirurgie an der Universität Marburg, leitender Arzt der Chirurgischen Abteilung der Diakonissenanstalt Bremen. Mit einem Geleitwort von Professor Dr. R. Zenker, Marburg/Lahn. Mit 26 Abbildungen. V, 61 Seiten Gr.-8°. 1956. DM 12,80

Heft 54: Bericht über die bei 3308 Unterschenkelbrüchen in den Jahren 1926 bis 1950 im Wiener Unfallkrankenhaus erzielten Behandlungsergebnisse unter Benützung des Hollerithverfahrens. Von Professor Dr. **Lorenz Böhler,** Leiter des Unfallkrankenhauses Wien XX der AUVA, Dr. R. Bartl, Dr. J. Ender, Dr. H. Jahna, Dr. W. Krösl, Dr. H. Krotscheck, Dr. E. Scharizer, Dr. G. Zrubecky. Mit 144 Abbildungen in 246 Einzeldarstellungen. IV, 257 Seiten Gr.-8°. 1957. DM 39,60

Heft 55: Verhandlungen der Deutschen Gesellschaft für Unfallheilkunde, Versicherungs- und Versorgungsmedizin. XX. Tagung am 17. und 18. Mai 1956 in Heidelberg. Im Auftrage des Vorstandes herausgegeben von Professor Dr. **R. Herget,** Essen. Mit 162 Abbildungen im Text. V, 265 Seiten Gr.-8°. 1957. DM 39,60

Heft 56: Verhandlungen der Deutschen Gesellschaft für Unfallheilkunde, Versicherungs- und Versorgungsmedizin. XXI. Tagung am 6. und 7. Juni 1957 in Köln. Im Auftrage des Vorstandes herausgegeben von Professor Dr. **R. Herget,** Essen. Mit 81 Abbildungen im Text. VI, 241 Seiten Gr.-8°. 1958. DM 39,60

Die Abonnenten der „Monatsschrift für Unfallheilkunde" erhalten die „Hefte zur Unfallheilkunde" zu einem gegenüber dem Ladenpreis um 20% ermäßigten Vorzugspreis.

HEFTE ZUR UNFALLHEILKUNDE
BEIHEFTE ZUR „MONATSSCHRIFT FÜR UNFALLHEILKUNDE UND VERSICHERUNGSMEDIZIN"

HERAUSGEGEBEN VON PROF. DR. A. HÜBNER, BERLIN

===== HEFT 57 =====

DIE BEGUTACHTUNG DES UNFALLZUSAMMENHANGES DER MENISCUSBESCHÄDIGUNG

von

Privatdozent Dr. HEINRICH BREITENFELDER
Chefarzt der Orthopädischen Klinik Kassel

Mit 4 Abbildungen

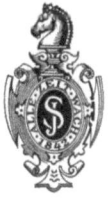

1958

SPRINGER-VERLAG / BERLIN · GÖTTINGEN · HEIDELBERG

Alle Rechte, insbesondere das der Übersetzung in fremde Sprachen, vorbehalten
Ohne ausdrückliche Genehmigung des Verlages ist es auch nicht gestattet,
dieses Buch oder Teile daraus auf photomechanischem Wege
(Photokopie, Mikrokopie) zu vervielfältigen.

ISBN-13: 978-3-540-02305-0   e-ISBN-13: 978-3-642-86215-1
DOI: 10.1007/978-3-642-86215-1

© by Springer-Verlag, Berlin/Göttingen/Heidelberg 1958

Die Wiedergabe von Gebrauchsnamen, Handelsnamen, Warenbezeichnungen usw. in diesem Buch berechtigt auch ohne besondere Kennzeichnung nicht zu der Annahme, daß solche Namen im Sinne der Warenzeichen- und Markenschutz-Gesetzgebung als frei zu betrachten wären und daher von jedermann benutzt werden dürften.

Vorwort

Die vorliegende Abhandlung soll einen vermittelnden Standpunkt zwischen den zum Teil sehr extrem gegenteiligen Ansichten in der Beurteilung des Unfallzusammenhanges einer Meniscusbeschädigung einnehmen. Sie soll ferner ein Beitrag für die Aufstellung neuer Richtlinien sein, die es dem begutachtenden Arzt ermöglichen, die Frage nach dem Unfallzusammenhang einer Meniscusbeschädigung, wenn auch nicht mit absoluter Sicherheit, so doch mit weitgehender Wahrscheinlichkeit zu beantworten.

Als Grundlage dient der Abhandlung eine kritische Auswertung aller in den letzten fünf Jahren von meinen Mitarbeitern und mir operierten Kniegelenke. Ergab sich eine Meniscusbeschädigung, wurde überprüft, ob und inwieweit ein Unfallzusammenhang anzunehmen war. Grundsätzlich wurden alle bei der Operation entfernten Menisci histologisch untersucht. Darüber hinaus habe ich bei jenen Fällen, bei denen sich der Verdacht auf Meniscusbeschädigung nach operativer Eröffnung des Kniegelenkes makroskopisch nicht bestätigte, einen Streifen des Meniscus zur histologischen Untersuchung exzidiert. Das ermöglichte sehr interessante Schlüsse.

Sämtliche histologischen Untersuchungen wurden im Pathologischen Institut der Universität Gießen zunächst unter Leitung von Herrn Prof. Dr. HERZOG, nach dessen Emeritierung unter Leitung von Herrn Prof. Dr. ROTTER vorgenommen. Herrn Professor HERZOG und Herrn Professor ROTTER bin ich für die sehr genauen und aufschlußreichen Befunderhebungen, die mir eine große Hilfe bei der Beurteilung jedes einzelnen Falles waren, zu besonderem Dank verpflichtet.

Herrn Professor ROTTER danke ich ferner für die Erlaubnis zur Abbildung einiger histologischer Präparate und vor allem für die Beratung, die er mir bei der Auswahl dieser Präparate zuteil werden ließ.

Herrn Dozent Dr. LAPP vom Pathologischen Institut der Universität Gießen, der die ausgewählten Präparate photographierte, gilt ebenfalls mein Dank.

Kassel, im September 1957 H. BREITENFELDER

Inhaltsübersicht

	Seite
Einleitung	1
Nomenklatur	4
Die versicherungsrechtliche Bedeutung der Frage nach dem Unfallzusammenhang einer Meniscusbeschädigung	6
Diagnose und Differentialdiagnose	8
Die Klärung der Frage nach dem Unfallzusammenhang einer Meniscusbeschädigung	11
a) Die genaue Vorgeschichte	12
b) Die Analyse des angeschuldigten Ereignisses	14
c) Die Symptome unmittelbar im Anschluß an das angeschuldigte Ereignis	19
d) Der gesamte klinische Befund	24
e) Der Röntgenbefund	26
f) Der Operationsbefund	26
g) Der histologische Befund	29
Schlußfolgerungen	36
Schrifttum	39

Einleitung

Die Beantwortung der Frage nach dem Zusammenhang einer Meniscusablösung mit einem echten oder vermeintlichen Unfall kann selbst für einen versierten Gutachter schwierig sein. Sieht sich ein in Unfallzusammenhangsfragen weniger erfahrener Arzt vor die Aufgabe gestellt, in einem Gutachten dazu Stellung nehmen zu müssen, ob eine Meniscusbeschädigung unfallbedingt war oder ob es sich lediglich um eine auf degenerativer Grundlage zustandegekommene Meniscuslösung handelte, so wird er versuchen, die Unfallzusammenhangsfrage nach dem Studium eines grundlegenden Werkes der modernen einschlägigen wissenschaftlichen Literatur zu beantworten, und er wird sehr erstaunt sein, wenn ein Gegengutachter ebenfalls nach eingehendem Studium eines grundlegenden Werkes der modernen einschlägigen wissenschaftlichen Literatur zu der gegenteiligen Auffassung kommt. Die Diskrepanz der Auffassungen muß nun nicht etwa in einer unrichtigen Auslegung der in den studierten wissenschaftlichen Werken aufgestellten Thesen und Hypothesen liegen, sie ergibt sich vielmehr daraus, welches wissenschaftliche Werk der Ausarbeitung des Gutachtens als Grundlage diente.

Die großen modernen sich mit der Unfallbegutachtung befassenden Nachschlagewerke, wie das von BÜRKLE DE LA CAMP und ROSTOCK 1955/56 herausgegebene „Handbuch der gesamten Unfallheilkunde" oder das von FISCHER, HERGET, MOLINEUS 1955 herausgegebene Werk „Das ärztliche Gutachten im Versicherungswesen", erheben nämlich als Voraussetzung für die Anerkennung einer Meniscusbeschädigung als Unfallfolge Forderungen, deren Richtigkeit in den modernen Monographien über den Meniscus, wie in dem 1954 erschienenen Buch von GROH „Der Meniscusschaden des Kniegelenkes als Unfall- und Aufbruchsfolge" oder in dem 1955 in dritter Auflage erschienenen Buch von KRÖMER „Der verletzte Meniscus", ferner von L. BÖHLER schon immer und ganz besonders in der letzten (1957) erschienenen Auflage seines Werkes „Die Technik der Knochenbruchbehandlung, Bd. 2, 2. Teil" bestritten wird.

Während auf der einen Seite BÜRKLE DE LA CAMP und seine Mitarbeiter in Anlehnung an die von MAGNUS aufgestellten Richtlinien einen Unfall als Ursache einer Meniscusbeschädigung nur dann anerkennen, wenn eine erhebliche durch äußere Einwirkung bedingte unmittelbare oder mittelbare Gewalt das Kniegelenk betroffen hat, eine sofortige oder innerhalb kurzer Zeit eintretende Bewegungsbehinderung des Kniegelenkes mit Bildung eines Gelenkergusses sowie eine Belastungsunfähigkeit des Beines vorlag und die Arbeit sofort eingestellt wurde, vertritt GROH die Ansicht, daß die MAGNUSschen Forderungen den Tatsachen nicht mehr gerecht werden. Die Aufbrauchsschäden werden nach GROH in ihrer praktischen Bedeutung weitgehend überschätzt. 96% Unfallschäden stehen nur 4% Aufbrauchsschäden gegenüber.

KRÖMER glaubt, daß ein Meniscusriß nur sehr selten durch eine einmalige Überbeanspruchung eines gesunden Meniscus entsteht (einzeitige Meniscusverletzung), Ursache des Risses sei vielmehr eine wiederholte Überbeanspruchung (mehrzeitige Meniscusverletzung), wobei das erste Ereignis eklatant sein muß, während die Folgen dieses ersten Unfallereignisses anfangs sehr wenig eklatant seien.

Einen der von BÜRKLE DE LA CAMP vertretenen Auffassung völlig konträren Standpunkt nimmt L. BÖHLER ein. Er ist der Meinung, daß von den Forderungen, die für die Anerkennung als Arbeits- oder Betriebsunfall aufgestellt worden sind, gewöhnlich keine einzige zutreffe. Die Gewalteinwirkung erfolge in der Regel indirekt und nicht direkt. Sie sei nicht sehr erheblich. Es genüge schon eine rasche Drehung bei leichter Beugung des Kniegelenkes. Die Schmerzen seien in der Regel beim ersten Riß nicht sehr stark. Sie werden es erst bei Einklemmungen. Die Arbeit wird häufig nicht niedergelegt. Der Erguß sei in der Regel gering und unblutig. Wenn bei der Operation Blut gefunden wird, stamme es von einer Kapsel- oder Knochenverletzung.

Die gegensätzliche Auffassung bekannter Unfallärzte wird alle, die bei der Ausarbeitung von Gutachten zur Klärung der Frage des Unfallzusammenhanges einer Meniscusbeschädigung nach Richtlinien suchen, verwirren. Ursprünglich ebenfalls ein Verfechter der MAGNUSschen Forderungen konnte ich mich bei kritischer Auswertung des eigenen Krankengutes manchem L. BÖHLERschen Argument nicht verschließen. Ich kam zu dem Ergebnis, daß zwar die MAGNUSschen Forderungen zumindest in der bisherigen Form nicht aufrechterhalten werden können, glaube aber im allgemeinen immer noch das Trauma als weniger häufige, die Degeneration als häufigere Ursache der Meniscusbeschädigung ansehen zu müssen.

Bei der Sichtung des eigenen Krankengutes wurden zunächst jene Kniegelenkseröffnungen ausgeschieden, die zur Behandlung schwerer Frakturen des Tibiakopfes oder des distalen Femurendes, der frakturierten Patella und zur Resektion erforderlich waren. Es verblieben 199 Kniegelenke, die in der Zeit vom 1. 9. 1952 bis 30. 8. 1957 operativ eröffnet wurden, und zwar:

61 wegen einer Meniscusbeschädigung,
38 wegen nicht bestätigtem Verdacht auf Meniscusbeschädigung,
16 wegen Meniscusganglion,
 8 wegen Osteochondritis dissecans,
 1 wegen traumatischer Knochenabsprengung,
19 wegen Corpora libera,
25 wegen Chondropathia patellae,
17 wegen Induration des infrapatellaren Fettkörpers (HOFFA-Tumor),
 4 wegen xanthomatösem Riesenzelltumor und anderen Tumoren,
 3 wegen Kreuzbandriß,
 1 wegen metallischem Fremdkörper,
 2 wegen chronischer unspezifischer Synovitis,
 4 zur Probeexcision (Tbc).

Im Verhältnis zu den festgestellten Meniscusbeschädigungen fällt die hohe Zahl von Arthrotomien auf, die den Verdacht auf Meniscusbeschädigung nicht bestätigten. Sie ergibt sich daraus, daß ich in jenen Fällen, in denen Anamnese und Befund den Verdacht auf Meniscusbeschädigung nicht ausschließen und angegebene Beschwerden trotz konservativer Maßnahmen nicht abklingen, eine explorative Kniegelenkseröffnung für angebracht halte. Die Zeiten, in denen das Knie als ein Noli me tangere angesehen wurde, sind vorbei. Nur in Laienkreisen ist die Meinung, ein operativ eröffnetes Kniegelenk müsse unweigerlich versteifen, noch verbreitet. Bei technisch einwandfreier schonender Operation und vernünftiger nicht übertriebener Nachbehandlung ist das Operationstrauma so gering, daß auch ein negativer Operationsbefund in Kauf genommen werden kann.

Nomenklatur

Die ersten Schwierigkeiten bei der Klärung der Ursache einer Meniscusbeschädigung ergeben sich schon in der Nomenklatur. Ist es richtig, die Ablösung des Meniscus überhaupt, gleichgültig, ob sie durch eine äußere Gewalteinwirkung oder als schicksalsgemäßer Ablauf einer Meniscusdegeneration erfolgte, als Meniscusverletzung zu bezeichnen und zwischen einer traumatischen Entstehung der Meniscusverletzung, einer Entstehung der Meniscusverletzung durch Degeneration sowie einer Entstehung der Meniscusverletzung durch berufliche Überbeanspruchung zu unterscheiden, wie das L. Böhler tut? Jede Verletzung, gleichgültig, ob es sich um eine mechanische, thermische, elektrische oder chemische handelt, führt zu einer Lockerung oder Zerstörung des normalen Gewebszusammenhanges. Ein Meniscus kann im allgemeinen nur durch mechanische Ursachen verletzt werden. Den Begriff „mechanische Verletzung" definiert A. Lob so, daß wir darunter alle durch äußere Gewalteinwirkungen zustande kommenden Veränderungen des Organismus oder einzelner seiner Gewebe und Organe verstehen. Fehlt die äußere Gewalteinwirkung oder ist sie von vollkommen untergeordneter Bedeutung, wie das bei der Trennung des Zusammenhanges eines degenerativ veränderten, also nicht normalen Meniscusgewebes der Fall ist, dann sollten wir meines Erachtens nicht von einer Meniscus**verletzung** sprechen. Der Begriff Meniscusverletzung sollte vielmehr dem durch Gewalteinwirkung zustande gekommenen Riß eines normalen, also nicht degenerativ veränderten Meniscus vorbehalten bleiben. Da das Wort $\tau\varrho\alpha\tilde{v}\mu\alpha$ Verletzung, Wunde bedeutet, ist es auch nicht richtig, von einer traumatischen Entstehung der Meniscusverletzung zu sprechen, muß doch nach dem eben Gesagten die Entstehung einer Meniscusverletzung immer traumatisch sein. Eine Meniscusverletzung als schicksalsgemäßer Ablauf einer Degeneration oder durch berufliche Überbeanspruchung gibt es nicht, wohl aber eine degenerativ oder durch berufliche Überbeanspruchung bedingte Meniscuslösung.

Etwas schwieriger ist es mit der Bezeichnung Meniscusriß. Zerreißen oder einreißen kann ein normales Gewebe, wenn es einer Gewalteinwirkung ausgesetzt ist. Ein verbrauchtes oder degenerativ verändertes hingegen wird auch ohne besondere Gewalteinwirkung zerreißen. Denken wir nur an das Einreißen eines schütteren Stoffes oder an das Zerreißen eines abgenutzten Schnürsenkels. Da wir jedoch mit der Vorstellung eines Risses immer eine Gewalteinwirkung verbinden, sei sie auch nur, wie beim Einreißen schütteren Gewebes, unerheblich, ist es zweckmäßig die Bezeichnung Meniscusriß der gewaltsamen Meniscusablösung vorzubehalten.

Auch die Bezeichnung Meniscusruptur sollte der gewaltsamen Ablösung vorbehalten bleiben, denn Ruptura ist von rumpo, rupi, ruptus = zerbrechen, zerreißen, sprengen abzuleiten, bedeutet also etwas Gewaltsames. KRÖMER sieht die Ruptura menisci (Meniscusriß) als einen höheren Grad der Laesio menisci (Meniscusverletzung) an, wobei er unter Ruptura menisci einen Zustand versteht, der operativ angegangen werden muß, während bei der Meniscuslaesion keine Operationsindikation bestehe. Ganz leichte Grade einer Meniscusverletzung bezeichnet er als Distorsio menisci. Ich halte es nicht für richtig, unter Laesio menisci ausschließlich eine leichte, keine Operation erfordernde Meniscusverletzung zu verstehen, denn laedere, von dem Laesio abzuleiten ist, heißt nicht nur verletzen, sondern auch beschädigen. Eine Beschädigung muß aber nicht unbedingt eine akute Gewalteinwirkung zur Ursache haben. Auch durch eine chronische Abnutzung kommt es zu einer Beschädigung. Der Ausdruck Meniscuslaesion ist demnach eher als übergeordneter Begriff für alle traumatisch und nicht traumatisch entstandenen Meniscusbeschädigungen anzusehen und nicht auf leichte Meniscusverletzungen zu beschränken.

Unter Meniscusbeschädigung versteht ANDREESEN die verschiedenen Krankheits- und Verletzungsbilder der Meniskusschäden (Meniscopathie) und Meniscusverletzungen. Er gliedert also in zwei große Gruppen. Auch BÜRKLE DE LA CAMP sieht in der Meniscusbeschädigung einen Sammelbegriff. Er unterscheidet drei Gruppen: die Spontanlösung, die Zerreißung durch Unfall und die spontan-traumatische Verletzung als Mischform, ein Begriff, der für zweifelhafte Fälle von PAYR geprägt wurde.

GROH hat eine Einteilung in vier Gruppen getroffen, nämlich in die Gruppe der Spontanlösungen (primäre Degeneration), in die Gruppe des frischen Unfallrisses, in die Gruppe des Spätschadens nach Unfallriß (sekundäre Degeneration) und in die Gruppe des Spätschadens beim Schlotterknie (pseudoprimäre Degeneration).

Da eine einwandfreie Klärung des Unfallzusammenhanges scharf umrissene Begriffe erfordert, ist meines Erachtens die von ANDREESEN getroffene Gliederung der von GROH gegebenen Einteilung vorzuziehen.

Allenfalls können wir für jene Fälle, bei denen ein regelrechter Unfall einen bereits degenerativ veränderten Meniscus zerrissen hat, die von PAYR angegebene spontan-traumatische Mischform als dritte Gruppe gelten lassen (unfallbedingte richtunggebende Verschlimmerung).

Die Einteilung GROHS ist der Klärung des Unfallzusammenhanges nicht dienlich, sie wirkt eher verwirrend. So ergibt sich seine dritte Gruppe (Spätschaden nach Unfallriß) ganz von selbst aus der zweiten Gruppe (frischer Unfallriß). Wir wissen, daß der unfallgeschädigte Meniscus, zumindest aber sein abgerissener Teil allmählich degenerieren kann. Die degenerativen Veränderungen werden allerdings erst eine gewisse Zeit nach dem Unfall eintreten. Sie sind Folge der Meniscusverletzung, also des Unfalles. Es bedarf daher für die Beurteilung des Unfallzusammenhanges keiner Unterteilung in einen frischen Unfallriß und einen Spätschaden nach Unfallriß. Bei der atraumatischen Lösung des Meniscus kommt es aus nicht unfallbedingten mechanischen und statischen Gründen zunächst zu degenerativen Veränderungen des Meniscus. Sie führen zu einer Zerrüttung des Meniscusgefüges und damit zur Lösung. Im Gegensatz zur unfallbedingten Entstehung ist die Degeneration hier demnach nicht die Folge, sondern die Ursache der Meniscuslösung (primäre Degeneration = Meniscopathie).

Was die vierte von GROH angegebene Gruppe betrifft (Spätschaden beim Schlotterknie), so kann kein Zweifel an der Unfallzusammenhangsfrage bestehen, wenn es sich um ein Schlotterknie als Folge einer erheblichen Bänderverletzung handelt. Es gibt aber auch Schlotterkniegelenke, die mit einem Unfall nichts zu tun haben. Ihre Ursache kann in einer fehlerhaften Statik liegen oder in einer anlagemäßigen Bindegewebsschwäche oder auch in Erkrankungen (z. B. Tabes).

Eine Unterteilung der nicht traumatischen Meniscusschäden je nach Zustandsbild in eine Meniscodynie, Meniscitis und Meniscopathie, wie das KRÖMER tut, halte ich für nicht erforderlich, die Bezeichnungen außerdem zum Teil für unrichtig. Schmerzhaft kann eine unfall- und eine degenerativbedingte Meniscusbeschädigung sein. Warum deshalb lediglich ein gewisser Zustand eines nicht traumatischen Meniscusschadens als Meniscodynie ($\mathit{\delta\delta\acute{\upsilon}\nu\eta}$ = Schmerz) bezeichnet werden soll, ist nicht einzusehen.

Eine isolierte nur für sich bestehende Meniscitis, also Meniscusentzündung gibt es nicht. Nur im Rahmen einer allgemeinen Kniegelenksentzündung kann auch der Meniscus beteiligt sein. Dabei handelt es sich aber um etwas ganz anderes, als um eine reine Meniscusdegeneration. ROUX sprach von einer Meniscitis deshalb, weil er im histologischen Bild perivasculäre Infiltrate fand. Da sie aber nur einen Teil der im histologischen Bild faßbaren Veränderungen darstellen, hält auch ANDREESEN die Bezeichnung Meniscitis für verfehlt. SCHAER ist ebenfalls der Meinung, daß dieser Ausdruck, mit dem man lediglich jede lokale zelluläre Reaktion im Meniscusgewebe auf irgendeine Schädigung bezeichnen kann, aus der Nomenklatur verschwinden sollte.

Anders ist es mit dem von MANDL geprägten Begriff Meniscopathie, worunter ein krankhafter Dauerzustand des Meniscus zu verstehen ist. Das Krankheitsbild der Meniscopathie umfaßt alle primär degenerativen Veränderungen des Meniscus im Gegensatz zu den sekundären, posttraumatischen.

Die versicherungsrechtliche Bedeutung der Frage nach dem Unfallzusammenhang einer Meniscusbeschädigung

Für die Berufsgenossenschaft als Träger der gesetzlichen Unfallversicherung ist die Frage nach dem Zusammenhang einer festgestellten Meniscusbeschädigung mit einem behaupteten Betriebsunfall deshalb von Bedeutung, weil sich aus dem Unfallzusammenhang für sie eine Reihe von Verpflichtungen (Krankenbehandlung, Gewährung einer Verletztenrente, eventuell Berufsfürsorge) ergeben kann. Diese Verpflichtungen entfallen, wenn die Meniscusbeschädigung nicht unfallbedingt ist.

Die Klärung der Unfallzusammenhangsfrage muß deshalb dahin gehen, zumindest mit weitgehender Wahrscheinlichkeit festzustellen, ob ein angeschuldigtes bzw. in Frage kommendes Unfallereignis als Ursache einer vorliegenden Meniscusbeschädigung anzusehen ist oder ob es zu einer Meniscusbeschädigung gewissermaßen als schicksalsgemäße Folge einer primären degenerativen Meniscusveränderung (Meniscopathie) kam.

Die Wichtigkeit dieser Frage wurde durch die 5. Verordnung über Ausdehnung der Unfallversicherung auf Berufskrankheiten vom 26. 7. 1952 nicht geschmälert. Nummer 26 der Berufskrankheitenverordnung besagt, daß Meniscusschäden bei Bergleuten nach mindestens dreijähriger regelmäßiger Tätigkeit unter Tage als entschädigungspflichtige Berufskrankheit anzuerkennen sind. Bei dieser Anerkennung wird davon ausgegangen, daß ständiges Arbeiten in extremer Beugestellung des Kniegelenkes zu einer chronischen Überbeanspruchung des bei Kniebeugung nach hinten verlagerten Meniscus führt, der so vorzeitig berufsbedingt abgenutzt wird und damit degeneriert, wobei es schließlich als schicksalsgemäßer Ablauf dieser Degeneration zur Lösung des Meniscus kommen kann.

Aber nicht nur bei Bergleuten, auch bei anderen Berufen, die ständiges Knien oder Hocken erfordern (Fliesenleger, Gärtner, Tänzer des Russentanzes usw.), ist nicht selten eine vorzeitige Abnutzung und damit degenerative Veränderung der Menisci festzustellen.

Selbst dann, wenn die Meniscusdegeneration auch dieser Berufe bei entsprechender Voraussetzung einmal als Berufskrankheit anerkannt werden sollte, was zweifelsohne nur gerecht wäre, wird die Frage nach dem Unfallzusammenhang einer Meniscusbeschädigung nicht auf den einfachen Nenner ,,Wenn nicht unfallbedingt, dann entschädigungspflichtige Berufskrankheit, auf alle Fälle also Entschädigungspflicht der Berufsgenossenschaft" zu bringen sein, denn die nicht durch eine berufliche Abnutzung bedingte, aber doch auf degenerativen Vorgängen beruhende Lösung eines Meniscus wird als ein sehr häufiges Ereignis dem echten unfallbedingten Meniscusriß gegenüber immer eine erhebliche Rolle spielen.

Daran ändert auch die von L. BÖHLER vertretene Auffassung nichts, daß eine entsprechend ausgeführte Operation — L. BÖHLER entfernt nur den abgelösten Meniscusteil und lehnt eine Totalexstirpation ab — und die Unterlassung jeder Nachbehandlung in der Regel zu einer Heilung ohne dauernde Minderung der Erwerbsfähigkeit führt, denn nicht nur die Gewährung einer Verletztenrente ist Aufgabe der Berufsgenossenschaft, sondern auch die Gewährung von Krankenbehandlung, eine Verpflichtung, der die Berufsgenossenschaft bei einer degenerativ bedingten Meniscuslösung enthoben ist.

Die Frage nach dem Unfallzusammenhang einer Meniscusbeschädigung wird also immer von versicherungsrechtlicher Bedeutung sein.

Diagnose und Differentialdiagnose

Wird die Unfallzusammenhangsfrage nach einer vorgenommenen Arthrotomie gestellt, so kann sich ihre Beantwortung unter anderem auf den erhobenen Operationsbefund und das Ergebnis der histologischen Untersuchung des entfernten Meniscus stützen. Die Klärung kann trotzdem schwierig sein. Sie ist aber weitaus besser möglich als in jenen Fällen, die nicht oder noch nicht operiert worden sind. Hier bedarf es zunächst der Feststellung, ob tatsächlich eine Meniscusbeschädigung vorliegt. Selbst ein auf diesem Gebiet sehr erfahrener Arzt wird das nicht immer mit Sicherheit sagen können, weil einmal bei einer einwandfreien Meniscusbeschädigung die sogenannten Meniscuszeichen fehlen können, zum anderen aber Meniscuszeichen gelegentlich vorhanden sind, ohne daß eine folgende Arthrotomie eine Meniscusbeschädigung ergibt.

Von besonderer Bedeutung für die Diagnose kann eine sehr genau aufgenommene Vorgeschichte sein, die freilich ein Hineinfragen in den Patienten vermeiden muß. Sie besagt oft mehr als ein zweifelhafter klinischer oder gar röntgenologischer Befund. Die Unterhaltungsanalyse, die nach REISCHAUER für die Beurteilung der Zwischenwirbelbandscheibenerkrankung überaus wichtig ist, ist auch für die Diagnose und für die Beurteilung des Unfallzusammenhanges einer Beschädigung der Bandscheiben des Kniegelenkes von besonderer Wichtigkeit. Max LANGE ist ebenfalls der Meinung, daß bei einer typischen Anamnese selbst dann, wenn der Befund am Knie zur Zeit der Untersuchung negativ ist, an dem Vorliegen einer Meniscusbeschädigung nicht gezweifelt werden kann.

Von den sogenannten Meniscuszeichen ist das bekannteste das STEINMANNsche. Wird der Unterschenkel bei gebeugtem Kniegelenk nach außen gedreht, so wird der innere Meniscus in das Gelenk hineingezogen. Liegt eine Beschädigung des inneren Meniscus vor, so kann es dabei zu einer Zerrung im Bereiche des Ablösungswinkels kommen, was einen Schmerz im inneren Kniegelenkspalt verursacht (STEINMANN I). Bei einer Beschädigung des äußeren Meniscus kann die Innendrehung des im Kniegelenk gebeugten Unterschenkels schmerzhaft sein.

STEINMANN hat noch ein weiteres, weniger bekanntgewordenes Meniscuszeichen angegeben. Ein bei Streckstellung des Kniegelenkes vorhandener Druckschmerz im vorderen Abschnitt des Gelenkspaltes, wie er bei manchen Formen von Meniscusbeschädigung besteht, verlagert sich bei Beugung des Kniegelenkes gegen die Gelenkspaltmitte (STEINMANN II), weil die Menisci bei Beugung des Kniegelenkes auf den Schienbeinpfannen nach hinten verschoben werden.

Sehr wenig bekannt ist das von MERKE angegebene Meniscuszeichen. Eigentlich ist es nichts anderes als das I. Steinmannsche Zeichen, nur wird dabei das Knie belastet, weshalb der Drehschmerz oft früher, eindeutiger und intensiver ausgelöst wird. Wir fordern den Patienten auf, bei feststehendem Fuß den Oberkörper mit dem Oberschenkel nach innen zu drehen. Besteht eine Beschädigung des inneren Mesniscus, so kann eine durch die Drehung bedingte Zerrung der Lösungswinkel einen Schmerz im inneren Kniegelenkspalt hervorrufen.

Nach BRAGARD sind zwei Meniscuszeichen benannt. Das erste Bragardsche Zeichen besteht darin, daß ein gegebenenfalls bei Streckung des Kniegelenkes vorhandener Druckschmerz im vorderen Gelenkabschnitt verschwindet, wenn das Knie gebeugt wird, weil durch die Verschiebung des Meniscus bei der Beugung nach hinten sein vorderer Abschnitt dem drückenden Finger entzogen wird.

Das zweite Bragardsche Zeichen beruht ebenso wie das I. Steinmannsche, nur im umgekehrten Sinne, darauf, daß bei Außendrehung des im Kniegelenk gebeugten Unterschenkels der innere Meniscus in das Gelenk hineingezogen, der äußere gewissermaßen aus dem Gelenkspalt herausgedrängt wird und umgekehrt. Der jeweils herausgedrängte Meniscus wird dem drückenden Finger besser zugänglich. Ist er beschädigt, so kann er druckschmerzhaft sein. Der Druckschmerz verschwindet, wenn der Meniscus durch entgegengesetzte Drehung des Unterschenkels wieder in das Gelenk hineingezogen wird.

Weitgehend sichere, aber nur selten zu erhebende Meniscuszeichen sind ein deutliches, oft laut hörbares Überspringen im Kniegelenk bei maximaler Beugung, wie das bei einem sogenannten Korbhenkelriß gelegentlich festzustellen ist, und eine derbelastische bürzelförmige, aus dem Gelenkspalt bei Streckung des Kniegelenkes herausragende Vorwölbung. Sie läßt sich leicht verschieben, schlüpft jedoch dem palpierenden Finger im Gegensatz zu freien Gelenkkörpern nicht weg und verschwindet bei Beugung im Kniegelenk, um bei Streckung wieder herauszutreten. Es handelt sich um zungenförmige Ablösungen des Meniscus. Das abgelöste Stück ist umgeschlagen und ragt aus dem Gelenkspalt heraus.

Alle anderen Symptome, die bei einer Meniscusbeschädigung vorkommen können, aber durchaus nicht vorkommen müssen, sind uncharakteristisch, weil sie auch bei anderen Verletzungen, Erkrankungen und Veränderungen des Kniegelenkes vorhanden sein können. Vor allem gilt das für den Kniegelenkserguß, die Quadricepsatrophie, die Streckhemmung, den Streck- und Überstreckschmerz, die Beugebehinderung, den Schmerz bei maximaler Kniebeugung, die vollkommene Gelenkblockade, den mehr oder weniger diffusen Druckschmerz des Gelenkspaltes, den Außen- und Innenkantungsschmerz, die Belastungsunfähigkeit des Beines.

Weil der klinische Befund die Diagnose einer Meniscusbeschädigung nicht immer mit Sicherheit zuläßt, wurde versucht, durch Röntgenkontrastdarstellungen die Diagnose zu erhärten oder auszuschließen. Wenn der Meniscus nicht durch Kalkeinlagerungen degenerativ verändert ist, ist er strahlendurchlässig und daher im einfachen Röntgenbild nicht zu erkennen. Nur selten werden auf einer besonders weichen Röntgenaufnahme die Umrisse des Meniskus zu sehen sein. Um den Meniscus möglichst deutlich zur Darstellung zu bringen, werden schattengebende Kontrastmittel, ich erwähne nur Perabrodil und Uroselectan B, oder aufhellende Kontrastmittel, z. B. Luft oder Sauerstoff, oder auch schattengebende und aufhellende zusammen in das Kniegelenk eingeführt und Röntgenaufnahmen angefertigt.

Die Erwartungen, die an die Kontraströntgenaufnahme des Kniegelenkes geknüpft wurden, haben sich nicht erfüllt. Gerade in jenen Fällen, in denen der klinische Befund unsicher ist, versagt nach Max LANGE vielfach auch die Röntgenkontrastaufnahme. Er hält sie deshalb im allgemeinen für entbehrlich.

Selbst KRÖMER, der alle Möglichkeiten, das Zustandsbild vor der Operation zu klären, erschöpft wissen will, ist der Ansicht, daß die Röntgenkontrastaufnahme nicht zum obligaten diagnostischen Rüstzeug werden soll. Sie soll nicht überbewertet werden. SCHAER steht dem Wert der Röntgenkontrastdarstellung des Kniegelenkes skeptisch gegenüber.

DURANTI konnte bei 183 Kniearthrographien, die anschließend operativ kontrolliert wurden, hinsichtlich des medialen Meniscus nur in 84% der Fälle, hinsichtlich des lateralen nur in 76% der Fälle den arthrographischen Befund operativ bestätigen. In 16 bzw. 24% der Fälle war nach einer positiven Arthrographie das Operationsresultat negativ.

Ich halte die Röntgenkontrastdarstellung des Kniegelenkes wegen ihres Versagens gerade bei zweifelhaften Fällen nicht nur für entbehrlich, sondern sogar für nicht ganz ungefährlich. Ich habe wiederholt nach von anderer Seite vorgenommenen Füllungen des Kniegelenkes mit Kontrastmitteln sehr hartnäckige Reizergüsse gesehen.

Vor einer wegen Verdacht auf Meniscusbeschädigung in Aussicht genommenen operativen Eröffnung des Kniegelenkes werden wir andere Ursachen der Kniebeschwerden ausschließen müssen. In frischen Fällen wird besonders die Zerrung oder der Einriß des inneren Knieseitenbandes und der Abriß der Eminentia intercondyloidea auszuschließen sein. Differentialdiagnostisch kommen ferner in Betracht: Eine Seitenband- oder Kreuzbandlockerung, die Osteochondritis dissecans ohne und mit freien Gelenkkörpern, die Chondropathia patellae, xanthomatöse Riesenzellgeschwulstbildungen, Wucherung und Induration des infrapatellaren Fettkörpers (HOFFA-Tumor), Einklemmungserscheinungen durch gewucherte Zotten, die chronische Synovitis, die Arthrose, statische Kniebeschwerden.

Daß eine exakte Diagnose nur durch eine sehr eingehende Untersuchung möglich ist, brauchte eigentlich nicht besonders erwähnt zu werden. In einer periodisch erscheinenden Reklamezeitschrift einer in Deutschland vertretenen amerikanischen pharmazeutischen Fabrik fand ich vor etwa einem Jahr einen Aufsatz über Binnenverletzungen des Kniegelenkes, der unter anderem drei Abbildungen, die Untersuchung des Kniegelenkes betreffend, enthielt. Der Patient hatte sein rechtes Hosenbein hochgekrempelt, den rechten Schuh, aber nicht den rechten Socken ausgezogen und, auf einem Hocker sitzend, sein rechtes Bein auf die beiden Oberschenkel des rechts von ihm sitzenden untersuchenden Arztes gelegt. Eine derartige Untersuchung ist oberflächlich und unexakt. Nicht nur für die Diagnose an sich, vor allem auch für die Beurteilung des Unfallzusammenhanges ist eine Ganzheitsbetrachtung des Patienten erforderlich. Dazu muß er vollkommen entkleidet sein.

Wir betrachten den Gang des Patienten. Wir betrachten seine Beine im Stehen und achten auf die Form der Beine, ob sie gerade sind oder ob ein O-Bein oder ein X-Bein vorliegt. Wir sehen nach, ob ein Senk-, Platt-, Spreiz- oder Hohlfuß vorhanden ist. Wir untersuchen selbstverständlich auch die Sprung- und Hüftgelenke, denn nicht so selten sind im Kniegelenk geklagte Beschwerden auf eine Affektion des Hüftgelenkes zurückzuführen. Nur durch einen Vergleich mit dem anderen Bein können wir feine Veränderungen, z. B. ein leichtes Verstrichensein der Konturen des Kniegelenkes oder eine geringe Quadricepsatrophie, feststellen.

Die Klärung der Frage nach dem Unfallzusammenhang einer Meniscusbeschädigung

Nicht immer wird es möglich sein, die Frage nach dem Unfallzusammenhang einer Meniscusbeschädigung mit absoluter Sicherheit zu bejahen oder zu verneinen. Das ist auch nicht unbedingt notwendig. Nach der Rechtsprechung des früheren Reichsversicherungsamtes, auf der sich auch die Rechtsprechung der heutigen Sozialgerichte aufbaut, ist der Unfallzusammenhang dann anzunehmen, wenn ein angeschuldigtes Ereignis als *wesentliche*, nicht also als alleinige Ursache des eingetretenen Schadens, in unserem Falle der Meniscusbeschädigung, anzusehen ist. Er ist abzulehnen, wenn die berufliche Tätigkeit nicht geeignet war, ursächlich die Schädigung hervorzurufen, wenn sie sich also lediglich bei Gelegenheit der beruflichen Tätigkeit bemerkbar machte. Sie hätte dann ebensogut bei jeder anderen außerberuflichen Gelegenheit eintreten können (Gelegenheitsanlaß). Es wird deshalb nicht auf die absolut sichere Bejahung oder Verneinung des Unfallzusammenhanges, sondern darauf ankommen, zu klären, ob das angeschuldigte Ereignis mit an Sicherheit grenzender, zumindest aber mit überwiegender oder weitgehender Wahrscheinlichkeit als wesentliche Ursache der festgestellten Meniscusbeschädigung anzusehen ist. Hingegen genügt die Annahme einer bloßen Möglichkeit nicht. Wenn der ursächliche Zusammenhang mit einem angeschuldigten Ereignis lediglich möglich ist, dann besagt das, daß es sich in erster Linie um eine nicht unfallbedingte Meniscusbeschädigung handelt, daß aber der Zusammenhang mit dem Ereignis, dem eine wesentliche Bedeutung als Entstehungsursache nicht zukommt, nicht ganz ausgeschlossen werden kann. Versicherungsträger und Sozialgerichte werden in einem solchen Fall einen Entschädigungsanspruch ablehnen.

Wie immer kann auch bei der Meniscusbeschädigung die Frage nach dem Unfallzusammenhang nicht durch einzelne Feststellungen, Symptome oder Befunde geklärt werden, ein einwandfreies, die Frage zumindest mit überwiegender Wahrscheinlichkeit klärendes Bild ergibt sich vielmehr nur aus der Gesamtheit der Feststellungen, Symptome und Befunde und deren gegenseitiger Abwägung.

Dabei sind folgende nur im Gesamtbild verwertbare Einzelfaktoren von Bedeutung:

a) Die genaue Vorgeschichte,
b) die Analyse des angeschuldigten Ereignisses,
c) die Symptome, die unmittelbar nach dem angeschuldigten Ereignis festzustellen waren,
d) der gesamte klinische Befund,
e) der Röntgenbefund,
f) der Operationsbefund,
g) der histologische Befund.

a) Die genaue Vorgeschichte

Auf die Wichtigkeit, die einer genauen Vorgeschichte für die Diagnose einer Meniscusbeschädigung zukommt, habe ich bereits hingewiesen. Aber auch für die Beantwortung der Frage nach dem Unfallzusammenhang ist die Aufnahme einer genauen Vorgeschichte von besonderer Bedeutung. Wir müssen frühere Schädigungen des Kniegelenkes, die als Ursache der jetzt zu begutachtenden Meniscusbeschädigung in Betracht kommen können, ausschließen. Wir werden also danach fragen, ob früher irgendwann einmal Kniebeschwerden, Kniegelenkentzündungen oder sonstige Affektionen des Kniegelenkes bestanden haben. Wir fragen ferner nach früheren Unfällen, und zwar nicht nur nach solchen, die das Kniegelenk an sich betroffen haben, sondern ganz allgemein. Im bejahenden Falle werden wir prüfen müssen, ob der frühere Unfall direkt oder indirekt, z. B. durch Schaffung fehlerhafter statischer Verhältnisse, Ursache der jetzt zu beurteilenden Meniscusbeschädigung sein kann.

Von wesentlicher Bedeutung ist die Frage, ob der Untersuchte in besonderem Maße Sport betrieben hat und um welche Sportarten es sich handelte. IDELBERGER hat darauf hingewiesen, daß unter den von Sportunfällen betroffenen Gelenken das Kniegelenk an erster Stelle steht, was insbesondere für den Ski- und Fußballsport gilt, wobei Skilaufen hauptsächlich das mediale Seitenband, Fußballspiel den medialen Meniscus gefährdet. Aber auch bei Skiläufern sind Meniscusschäden nicht selten. Das Verhältnis innere Seitenbandverletzung : Meniscusverletzung beim Skilauf beträgt allerdings nach PETITPIERRE 10 : 1. BAETZNER führt die Meniscusbeschädigung des Fußballspielers auf eine durch übermäßige Beanspruchung des Kniegelenkes bedingte vorzeitige Abnutzung zurück. Er prägte den Begriff der Pathologie der Funktion. Die meisten anderen Autoren (ANDREESEN, SCHAER, GROH, IDELBERGER) halten die besondere Unfallgefährdung gerade des Kniegelenkes beim Fußballsport für die Ursache der relativ häufig festzustellenden Meniscusbeschädigung des Fußballspielers.

Nach ANDREESEN sind es vor allem direkte Traumen, denen das Kniegelenk beim Fußballsport ausgesetzt ist. Durch Schlag oder Stoß gegen die Außenseite des mehr oder weniger gebeugten Kniegelenkes wird die Innenseite überdehnt, was zu einer Verletzung des inneren Meniscus mit Beteiligung des inneren Bandapparates führen kann. IDEL-

BERGER sieht die Gefährdung des Kniegelenkes beim Fußballspiel darin, daß der Fußball nicht mit der Fußspitze, sondern mit dem äußeren oder inneren Fußrücken „geschossen" wird. Das erstere bedeutet Einwärtsrotation, das zweite Auswärtsrollung. Bei der Auswärtskreiselung und Beugung des Kniegelenkes wird der innere Meniscus besonders beansprucht.

Von den 61 Meniscusbeschädigungen meines Krankengutes hatten sich sieben erstmalig beim Fußballspiel bemerkbar gemacht, zwei beim Skilaufen. Fünf der beim Fußballspiel eingetretenen Beschädigungen waren Korbhenkelrisse, einmal handelte es sich um einen unvollständigen hinteren Längsriß und einmal um einen Längsriß im Vorderhorn des lateralen Meniscus. Nur drei der Beschädigungen waren traumatisch bedingt, viermal lag eine Lösung auf degenerativer Basis vor. Beide beim Skifahren eingetretenen Meniscusbeschädigungen waren Korbhenkelrisse, einer davon gedreht. Der Anteil der beim Fußballspiel eingetretenen Meniscusbeschädigungen betrug also 11,4%. Einer der Fußballspieler, ein 21½jähriger junger Mann (A. B. Nr. 8333/56) hatte den Fußball mit der Außenseite des rechten Fußes „geschossen". Er verspürte einen heftigen Schmerz im Knie und konnte den rechten Fuß nicht mehr belasten. Die vier Wochen später vorgenommene Operation ergab einen Korbhenkelriß, die histologische Untersuchung des abgerissenen Meniscusteiles keine nennenswerten Degenerationsphänomene. Es handelte sich also um einen echten traumatischen Riß eines weitgehend gesunden Meniscus. Der Abriß erfolgte aber nicht wie bei der Außenkreiselung des Unterschenkels durch Zerrwirkung, sondern nach der von KONJETZNY gegebenen Erklärung durch den ruckartigen plötzlichen Lagewechsel des Meniscus beim Übergang aus starker Beugung in volle Streckung. Der Meniscus wurde zwischen Oberschenkelknorren und Schienbeinknorren in die Zange genommen und abgerissen. ANDREESEN glaubt, daß die von KONJETZNY gegebene Erklärung nur für gewebsmüde (HENSCHEN), unelastische und erkrankte Menisci zutreffe, die dem normalen, wenn auch schnellen Bewegungsspiel nicht mehr folgen können. Der von mir operierte Fall läßt jedoch erkennen, daß auch ein weitgehend gesunder Meniscus auf diese Weise abreißen kann.

Aber nicht nur Fußballspiel und Skilauf, auch andere Sportarten können den Meniscus gefährden, so beispielsweise der Ringkampf, der Eislauf, in der Leichtathletik die Wurfdisziplinen (Kugelstoßen, Diskuswurf, Speerwurf) und das Springen (Hochsprung, Stabhochsprung, Weitsprung und Dreisprung). Der Verletzungsmechanismus ist hier immer der gleiche. Bei feststehendem, fest aufgesetztem oder hängenbleibendem Fuß wird eine extreme Drehbewegung des Oberkörpers im Kniegelenk aufgefangen. ANDREESEN spricht von Schwungverletzungen.

Neben der Frage nach sportlicher Betätigung ist die Frage nach der jetzigen und früheren Berufstätigkeit ebenfalls wichtig. Sie soll klären, ob die Kniegelenke beruflich in besonderem Maße beansprucht wurden. Alle Berufe, die länger dauernde Arbeitsverrichtungen in kniender oder hockender Stellung erfordern, stellen für die Menisci eine unphysiologische Beanspruchung dar, die im Sinne der von BAETZNER angegebenen

Pathologie der Funktion durch vorzeitige und vermehrte Abnutzung zu degenerativen Veränderungen der Menisci führen kann. Zu solchen Berufen gehören der im niedrigen Stollen stundenlang in kniender Stellung verharrende Bergarbeiter — ANDREESEN sprach vom Bergarbeiterknie —, der Fliesenleger, Gärtner, Steinklopfer (MANDL), Maurer und Zimmerer (REGENSBURGER), Gasuhrenprüfer (DEMMER) usw.

Werden Berufe angegeben, die die Kniegelenke besonders beanspruchen, dann müssen wir prüfen, ob und inwieweit die festgestellte Meniscusbeschädigung der beruflichen Tätigkeit zuzuschreiben ist.

b) Die Analyse des angeschuldigten Ereignisses

Die Menisci sind elastische und bewegliche für die Bewegungsführung des Kniegelenkes wichtige Gebilde. Ihr Außenrand ist mit der Gelenkkapsel, der des medialen Meniscus außerdem mit dem medialen Seitenband verwachsen. Ihre Enden inserieren am knorpelfreien Mittelfeld des Schienbeinkopfes. Ihre dem Tibiakopf anliegende Unterfläche ist eben, ihre obere Fläche der Form der Femurcondylen entsprechend gehöhlt. Der mediale Meniscus ist mehr halbmondförmig ($\mu\eta\nu\iota\sigma\varkappa o\varsigma$ = Halbmond), der laterale mehr kreisförmig. Während der laterale Meniscus gleichmäßig breit und gleichmäßig dick ist, ist der mediale hinten breiter und dicker als vorn. Die Haftenden des lateralen Meniscus liegen dicht beieinander. Sie werden von den Haftenden des medialen Meniscus sozusagen umgriffen.

Form und Verwachsung mit dem inneren Seitenband bedingen eine geringere Verschieblichkeit des medialen Meniscus dem lateralen gegenüber. Die geringere Verschieblichkeit ist zweifelsohne die Ursache dafür, daß der mediale Meniscus wesentlich häufiger beschädigt ist als der laterale. Nach BÜRKLE DE LA CAMP beträgt das Verhältnis etwa 15 bis 20 : 1. GROH hingegen konnte ein Verhältnis von lediglich 3 : 1 feststellen. Er führt diese an sich geringe Verhältniszahl darauf zurück, daß sein Krankengut zu 89% aus Sportverletzten bestand. Bei den von mir operierten Fällen hat es sich 52mal um eine Beschädigung des inneren Meniscus, sechsmal um eine solche des Außenmeniscus, dreimal um eine Beschädigung beider Menisci gehandelt. Der Innenmeniscus war also etwas über achtmal so häufig beschädigt wie der Außenmeniscus.

Die Elastizität und Verschieblichkeit der Menisci bringt es mit sich, daß sie sich bei den Bewegungen des Kniegelenkes dem Druck der Gelenkflächen anpassen. Sie sind deshalb einmal mehr und einmal weniger verformt, je nach dem, ob der Unterschenkel im Kniegelenk gestreckt, gebeugt, nach außen oder nach innen gedreht ist. Bei Beugung des Kniegelenks werden die Menisci nach hinten verschoben. Die Wegstrecke, die sie von der maximalen Streckung bis zur maximalen Beugung zurücklegen, beträgt nach LANZ-WACHSMUTH mindestens 1 cm. Nach BENNINGHOFF bilden sie dann kleinere Pfannen für die stärker gekrümmten hinteren Abschnitte der Femurrollen. Sie werden also im Längsdurchmesser kürzer, im queren breiter. Bei Streckung des Kniegelenkes werden die Menisci nach vorn geschoben, sie werden in die Länge gezogen und dadurch schmaler.

Wird der Unterschenkel im gebeugten Kniegelenk nach außen gedreht, dann wird der vordere Abschnitt des medialen Meniscus in das Gelenk hineingezogen und gespannt, während der des lateralen Miniscus gewissermaßen aus dem Gelenk herausgedrückt wird (KONJETZNY). Bei Innenkreiselung des Unterschenkels ist es bis auf gewisse Unterschiede umgekehrt.

Ein so elastisches und anpassungsfähiges Gebilde, wie es der Meniscus ist, kann nun nicht ohne weiteres zerreißen. Nur unter zwei Voraussetzungen kann ein Riß des Meniscus zustande kommen. Einmal durch ein Unfallereignis, das geeignet war, die Elastizitäts- und Anpassungsfähigkeitsgrenze des gesunden Meniscus zu durchbrechen. Zum anderen durch eine Herabsetzung der Elastizitäts- und Anpassungsfähigkeitsgrenze des Meniscus, wie sie bei degenerativen Veränderungen gegeben ist, so daß ein unerhebliches, oft noch im Rahmen einer physiologischen Beanspruchung liegendes Ereignis die Grenze durchbrechen kann. Die eigentliche Ursache des Meniscusrisses ist dann aber nicht das unerhebliche Ereignis, das einem gesunden Meniscus nicht geschadet hätte, sondern die durch Degeneration bedingte Herabsetzung der Elastizitäts- und Anpassungsfähigkeitsgrenze des Meniscus.

MAGNUS hatte deshalb die Forderung erhoben, daß als erste Voraussetzung für die Anerkennung des Unfallzusammenhanges ein erhebliches und geeignetes Trauma vorhanden gewesen sein muß. Demgegenüber vertritt L. BÖHLER die Ansicht, daß die Gewalteinwirkung in der Regel nicht sehr erheblich ist. Es genüge eine rasche Drehung bei leichter Beugung des Kniegelenkes. Dieser Auffassung kann ich nicht ohne weiteres beipflichten. Wenn eine rasche Drehung bei leichter Beugung des Kniegelenkes einen gesunden, nicht degenerativ veränderten Meniscus ohne weiteres zerreißen oder auch nur einreißen könnte, dann müßte eigentlich jeder Mensch im Laufe seines Lebens einmal einen Meniscusriß erleiden. Nur dann, wenn eine rasche Drehung bei leichter Beugung des Kniegelenkes die Grenze der Elastizität und der Anpassungsfähigkeit eines gesunden Meniscus durchbricht, wird der Meniscus einreißen. Das wird allerdings nur unter ganz bestimmten Voraussetzungen der Fall sein, z. B. wenn die Drehung bei unnachgiebig feststehendem Fuß erfolgte.

Die Schwierigkeit besteht darin, den einwandfreien Hergang zu rekonstruieren, weil dem Patienten selbstverständlich zunächst der durch den Meniscusriß ausgelöste Schmerz und nicht der *genaue* Unfallhergang an sich bewußt wird. Er weiß meistens nur ungefähr, wie es geschehen ist. Späteren Rekonstruktionsversuchen ist aber mit einem gewissen Vorbehalt zu begegnen.

Da in einigen Fällen das Ereignis, das zum Abriß eines gesunden Meniscus führt, nur gering erscheint und an sich den Abriß nicht so recht erklären kann, haben manche Autoren, z. B. GROH angenommen, daß die meist indirekt einwirkende nicht erhebliche Gewalt über eine unkoordiniert geführte Muskelkraft den Schaden verursacht. LINDE,

PRINZ, BURCKHARDT sprachen von einem körpereigenen Trauma, KALLIUS von einem inneren Unfall. Für eine exakte Klärung der Unfallzusammenhangsfrage sind derartige imaginäre Begriffe unbrauchbar. Selbst GROH gibt zu, daß man sich mit dem Begriff innerer und körpereigener Unfall auf unsicheren Boden begibt.

FUSS führt als Beispiel eines rein körpereigenen Traumas, das unter Umständen starke pathologische Kräfte entwickeln könne, eine Beobachtung LINDES an: Ein 25jähriger Mann verspürte bei einer Wurfübung, die mit einer heftigen Drehung des Kniegelenkes verbunden war, ein plötzliches Knacken im Knie. Eine schwere Funktionsstörung mit Bluterguß war die Folge. Die sofortige Operation ergab einen frischen Knorpeldefekt auf der Höhe des Condylus lateralis tibiae. Hier handelte es sich doch einwandfrei um eine Schwungverletzung (ANDREESEN), für deren Erklärung wir den vagen Begriff des körpereigenen Traumas nicht brauchen.

Selbst die von BÜRKLE DE LA CAMP beschriebene mit enormer Kraftanstrengung vor sich gehende Fluchtbewegung, wie sie bei drohender Lebensgefahr im Bergbau vorkommt, die bei gleichzeitigem Abrutschen zu einer Verletzung führen kann, werden wir nicht als körpereigenes Trauma bezeichnen können. Die Verletzung hat ihre Ursache vielmehr, wie BÜRKLE DE LA CAMP ausführt, darin, daß es durch das Abrutschen bei der übermäßigen plötzlichen Kraftanstrengung zu einer unerwarteten nicht physiologischen Bewegungsablaufstörung kommt.

Für die Erklärung, warum manchmal ein nur gering erscheinendes Ereignis einen gesunden Meniscus abreißt, bedarf es nicht der Annahme körpereigener Traumen, innerer Unfälle usw. Die Größe eines auf das Kniegelenk einwirkenden Drehmomentes ergibt sich aus dem Produkt Kraft mal Kraftarm. Auch eine geringe Kraft kann daher bei einem großen Kraftarm ein erhebliches Drehmoment hervorrufen.

Vollkommen unbrauchbar für die Klärung der Unfallzusammenhangsfrage ist ferner der von LINDE geprägte Begriff des vergessenen Unfalles. Wenn ein Unfall vergessen werden konnte, dann kann er im allgemeinen nur bedeutungslos gewesen sein. Außerdem ist es, wenn er später aus der Vergessenheit wieder auftaucht, doch sehr zweifelhaft, daß jetzt eine für die Beurteilung verwertbare klare Schilderung des Unfallvorganges gegeben werden kann.

Das gleiche gilt von dem Begriff des verschleierten, larvierten und getarnten Unfalles (LINDE, BURCKHARDT). Hier erübrigt sich die Frage nach dem Unfallzusammenhang, denn wenn ein Unfall verschleiert oder getarnt war, ist er dem Betroffenen nicht bewußt geworden. Er blieb also unbemerkt und wird daher nicht als Ursache der Meniscusbeschädigung angegeben werden können. Der Begriff leitet zum chronischen Trauma über, also zu einer chronischen Überbeanspruchung des Meniscus und damit zum Berufsschaden.

Auch die von KRÖMER getroffene Unterteilung der unfallbedingten Meniscusbeschädigungen in einzeitig traumatische und mehrzeitig traumatische halte ich nicht für glücklich, weil sie keine klare Begriffsbestimmung darstellt. Das mehrzeitige Trauma besteht darin, daß zunächst durch eine Gewalteinwirkung eine leichte Verletzung des Meniscus gesetzt wurde, die durch spätere Gewalteinwirkungen eine Vergrößerung erfuhr. Bei einer solchen Deutung ist zu überlegen, ob die späteren Gewalteinwirkungen nur deshalb zu einem weiteren Einriß im Meniscus führen konnten, weil der Meniscus schon geschädigt, seine Widerstandskraft also herabgesetzt war. Damit aber käme der späteren Gewalteinwirkung keine wesentliche Bedeutung als ursächlicher Faktor zu. Es wird sich dann lediglich darum handeln, die Frage zu klären, ob die erste Gewalteinwirkung, die zur ersten Schädigung des Meniscus geführt hatte, sich mit dem angeschuldigten Unfallereignis deckt. HÜBNER weist ausdrücklich darauf hin, daß die Gesamtheit der auf längere Zeit verteilten Gewalteinwirkungen kein Unfall im Rechtssinne ist.

Weil die Erheblichkeit des Unfalles bei der Analyse des angeschuldigten Ereignisses nicht immer deutlich zum Ausdruck kommt, kann die Magnussche Forderung, daß als erste Voraussetzung für die Anerkennung des Unfallzusammenhanges ein erhebliches und geeignetes Trauma vorhanden gewesen sein muß, in ihrer bisherigen Form nicht mehr aufrechterhalten werden. Wir müssen sie vielmehr dahin umwandeln, daß der angeschuldigte Unfallhergang geeignet gewesen sein muß, einen gesunden Meniscus ein- oder abzureißen. Aus der Analyse des Unfallereignisses allein wird sich diese Feststellung allerdings nicht immer treffen lassen. Oft wird das nur im Rahmen der Gesamtbeurteilung möglich sein. Dazu ein Beispiel:

(A. B. Nr. 5777/54.) Ein 43jähriger Mann vollführte beim Reinigen einer Windschutzscheibe eine, wie er sich ausdrückte, ungeschickte Drehung. Nach welcher Seite, ob mit feststehendem Fuß oder unter gleichzeitigem Ausrutschen, ließ sich nicht rekonstruieren. Er verspürte sofort einen stechenden Schmerz im linken Knie, das er nicht mehr strecken konnte. Außerdem konnte er auf das linke Bein nicht mehr auftreten. Die sechs Wochen später vorgenommene Operation ergab einen Korbhenkelriß, die histologische Untersuchung des abgerissenen Meniscusteiles nur ganz geringe degenerative Veränderungen. Bei der Geringfügigkeit der degenerativen Veränderungen wurde die „ungeschickte" Drehung als geeignetes Trauma und der Unfallzusammenhang als gegeben angesehen.

ANDREESEN weist neuerdings ebenfalls darauf hin, daß sich bei der Begutachtung von Meniscusschäden, die auf einen Arbeitsvorgang zurückgeführt werden, die bisherigen Richtlinien nicht sehr bewährt haben. Auch er ist jetzt der Ansicht, daß der angeschuldigte Vorgang in erster Linie daraufhin zu prüfen ist, ob er geeignet war, eine echte Meniscusverletzung hervorzurufen, und daß erst an zweiter Stelle nach der Erheblichkeit zu forschen ist.

Damit ergibt sich die Frage, welcher Unfallvorgang als geeignet anzusehen ist. MAGNUS forderte direkte oder indirekte Gewalteinwirkungen auf das Kniegelenk. Nach L. BÖHLER erfolgt die Gewalteinwirkung in der Regel nicht direkt, sondern indirekt, und zwar durch eine plötzliche unvorhergesehene Drehbewegung des mehr oder weniger stark gebeugten Oberschenkels auf dem festgestellten Unterschenkel bei voller Belastung des Kniegelenkes durch das Körpergewicht, mitunter durch zusätzliche Lasten. Daß es auf diese Weise zu einem Meniscusabriß kommen kann, wird von keinem der Autoren bezweifelt. ANDREESEN weist darauf hin, daß sich der Innenmeniscus bei Beugung des Kniegelenkes und Außenrotation des Unterschenkels in einer besonders gefährdeten Stellung befindet, weil er in den Gelenkspalt hineingezogen ist. Ergänzend wäre noch zu sagen, daß die Gefährdung beträchtlicher wird, wenn der Unterschenkel dabei gleichzeitig in X-Stellung kommt.

Strittig ist lediglich, ob auch eine direkt auf das Knie einwirkende Gewalt den Mensicus abreißen kann. Als selten bezeichnet ANDREESEN die den Meniscus direkt durch penetrierende Weichteilverletzungen oder durch stumpfe Gewalt treffenden Beschädigungen. V. SAAR beschrieb zwei Fälle, bei denen der äußere bzw. innere Meniscus direkt durch Hufschlag abgetrennt worden war. Häufiger sind nach ANDREESEN jene direkten Traumen, die indirekt an der entgegengesetzten Gelenkseite wirken. So könne eine Gewalt, die die Außenseite des mehr oder weniger gebeugten Kniegelenkes trifft, eine Verletzung des Innenmeniscus zur Folge haben. Von KRÖMER wird das bestritten. Er ist der Meinung, daß es dabei zwar zu einem Abriß des inneren Seitenbandes am Schienbeinkopfansatz, also inframeniscal kommen kann, aber zu keiner wesentlichen Mitverletzung des Meniscus. Nur bei gleichzeitiger Beugung und Verdrehung des Kniegelenkes könne der Meniscus reißen. GROH hingegen fand bei etwa einem Drittel seiner Beobachtungen den Meniscus durch direkte mittelbar angreifende äußere Gewalt zerrissen. Als charakteristisch bezeichnet er das Stürzen des Gegners auf die Außenseite des gestreckten Knies beim Fußballspiel, den Druck einer schweren Last gegen die Außenseite des Beines, also Vorgänge, bei denen die Innenseite des Kniegelenkes überdehnt wird. Auch WARNER konnte diesen Verletzungsmechanismus häufig beim Sport feststellen. Er fand aber neben einer Verletzung des inneren Meniscus gleichzeitig eine Verletzung an den Kreuzbändern und Seitenbändern.

Als geeignet sind also zunächst jene Unfallvorgänge anzusehen, die durch eine indirekte Gewalt im Sinne der Verwindung auf das Kniegelenk einwirken. Dazu gehört der Drehsturz, ferner Hängenbleiben mit dem Fuß bei gleichzeitiger Drehung des Oberkörpers, plötzliches Umknicken beim schnellen Laufen, Umknicken im gebeugten und nach außen gedrehten Kniegelenk beim Anheben einer schweren Last, Ausrutschen bei der Fluchtbewegung, Vorbeischlagen mit einem schweren Schmiedehammer und ähnliche Schwungverletzungen, der Preßball beim Fußballspiel, ein unvorhergesehener Tritt in ein Loch usw.

Von den direkten Gewalteinwirkungen sind lediglich jene als geeignet anzusehen, die von der Seite angreifend die Gegenseite überdehnen, wobei das Knie allerdings in mehr oder weniger ausgeprägter Beugestellung stehen und der Unterschenkel in jene Richtung gedreht sein muß, aus der die Gewalt einwirkt (Verwindung). Als Beispiel seien der Sturz des Gegners beim Fußballspiel auf die Außenseite des hohlliegenden Kniegelenkes bei fest aufliegendem Fuß und der Fall oder Druck eines schweren Gegenstandes gegen die Außenseite des Kniegelenkes angeführt.

c) Die Symptome unmittelbar im Anschluß an das angeschuldigte Ereignis

Als weitere unabdingbare Voraussetzung für die Anerkennung des Unfallzusammenhanges forderte MAGNUS den Nachweis des unmittelbar im Anschluß an das angeschuldigte Ereignis eingetretenen Blutergusses. Ob es sich bei einem Kniegelenkserguß um einen Bluterguß oder einen serösen Erguß handelt, läßt sich nur durch eine Punktion feststellen. Das wird noch nicht allgemein beachtet und viele Ärzte sprechen auch heute noch von einem Bluterguß des Kniegelenkes, ohne sich durch eine Punktion von der blutigen Beschaffenheit des Ergusses überzeugt zu haben.

Die Berufsgenossenschaften weisen deshalb in einem ausführlichen Fragebogen bei Knieschaden darauf hin, daß die Annahme eines reinen Blutergusses durch eine Punktion zu erhärten ist. Wird eine Punktion nicht vorgenommen, dann dürfen wir lediglich von einem Kniegelenkserguß sprechen, die Art des Ergusses müssen wir offenlassen.

Im Gegensatz zur Magnusschen Auffassung ist L. BÖHLER der Meinung, daß bei der traumatischen Meniscusbeschädigung der Erguß in der Regel gering und nicht blutig ist. Wenn bei der Operation Blut im Gelenk gefunden wird, stamme es von einer Kapsel- oder Knochenverletzung, eine Anschauung, der sich KRÖMER anschließt. BÜRKLE DE LA CAMP wiederum vertritt die Ansicht, daß es bei der unfallbedingten Beschädigung eines gesunden Meniscus so gut wie immer zu einem Bluterguß kommt. Der Bluterguß sei allerdings für die unfallbedingte Beschädigung des Meniscus nicht beweisend, da es auch bei der Spontanlösung des kranken Meniscus bluten könne, wenn der Meniscus in einem gefäßhaltigen Degenerationsbezirk geschädigt wurde. Auch nach ANDREESEN kann deshalb die Forderung früherer Jahre, daß ein Bluterguß als Voraussetzung eine frische echte Verletzung hat, nicht mehr aufrechterhalten werden. Hingegen hält BÜRKLE DE LA CAMP das Nichtvorhandensein eines Blutergusses für einen Faktor, der mehr für die Schädigung eines schon kranken Meniscus spricht. Demgegenüber führt GROH aus, daß bei einem isolierten traumatischen Meniscusriß in der gefäßlosen oder gefäßarmen Meniscussubstanz die Blutung ganz fehlen oder nur mäßig sein könne. Der Bluterguß sei ein Zeichen für eine Gefäßzerreißung im Bereiche der Kapsel oder der Kreuzbänder.

Bei der Frage, ob ein isolierter Ein- oder Abriß eines gesunden Meniscus mit einem Bluterguß einhergeht, müssen wir von der Gefäßversorgung des Meniscus ausgehen. Nach LANZ-WACHSMUTH verzweigen sich in den Menisci regelmäßig Gefäßästchen, die vom Rand eintreten. PFAB, HENSCHEN, KÖSTLER haben die Blutgefäßversorgung der Menisci eingehend untersucht. Sie konnten feststellen, daß das parakapsuläre Randgebiet von feinen Kapillaren durchzogen ist und daß auch der vordere und hintere Ansatz sehr gut gefäßversorgt ist. Die übrigen, vor allem die sich der Konkavität nähernden Teile des Meniscus sind gefäßlos. Sie werden, wie der Gelenkknorpel, von der Synovia ernährt.

Daraus können wir folgende Schlüsse ziehen: Reißt der gesunde Meniscus isoliert in der gefäßlosen Zone, dann wird es nicht zu einem Bluterguß kommen. Reißt er in einer gefäßarmen Zone, dann wird sich nur ein unbedeutender Bluterguß entwickeln. Reißt er in der gefäßreichen parakapsulären Randzone, dann wird die Folge ein deutlicherer Bluterguß sein. Kommt es neben der Meniscusverletzung zu einer Verletzung der Kapsel oder der Kreuzbänder, dann wird die Folge ein erheblicher Bluterguß sein.

Zwei von mir operierte Fälle mögen als Beweis dienen:

(A. B. Nr. 6413/55.) Ein fast 46jähriger Mann vollführte, während er Obstbäume beschnitt, bei feststehendem linken Fuß eine Drehung des Oberkörpers. Er verspürte plötzlich einen Knax im linken Knie, hatte Schmerzen und konnte das Knie nicht mehr strecken und das Bein nicht belasten. Als er trotz Schmerzen mit beiden Händen das Knie gewaltsam streckte, „rackelte" es im Knie, Streckung und Belastung waren daraufhin wieder möglich. Die zwei Tage später vorgenommene Operation zeigte keinen Erguß und auch keine Spur einer Blutung. Der mediale Meniscus ließ einen vorderen zungenförmigen Einriß erkennen, der aber nicht bis zum vorderen Ansatz reichte. Die histologische Untersuchung des entfernten Meniscusteiles zeigte keinen pathologischen Befund. Trotz fehlendem Bluterguß mußte daher die Unfallzusammenhangsfrage bejaht werden. Zu einem Bluterguß war es deshalb nicht gekommen, weil der Riß lediglich eine gefäßlose Zone des Meniscus betraf.

(A. B. Nr. 8381/56.) Eine 34jährige Kindergärtnerin stürzte vom Fahrrad. Es kam sofort zu einer erheblichen Schwellung des linken Kniegelenkes. Das linke Bein konnte nicht mehr belastet werden. Die Punktion des Kniegelenkes ergab 120 ccm reines Blut. Die elf Tage nach dem Sturz vorgenommene Operation zeigte einen Korbhenkelriß des medialen Meniscus, einen queren Einriß im mittleren Abschnitt des lateralen Meniscus und einen Riß des vorderen Kreuzbandes. Die histologische Untersuchung ließ nur an vereinzelten Stellen der Menisci leichte Verquellungen der Grundsubstanz erkennen. Der Unfall hatte eine schwere Verletzung des Kniegelenkes zur Folge. Die Unfallzusammenhangsfrage war zu bejahen. Zu einer erheblichen Blutung in das Gelenk war es zweifelsohne weniger wegen des Korbhenkelrisses des medialen Meniscus und wegen des queren Einrisses im mittleren Abschnitt des lateralen Meniscus als wegen des Kreuzbandrisses gekommen.

Die beiden Beispiele zeigen, daß bei einer echten traumatischen Meniscusbeschädigung ein Bluterguß vorhanden sein kann, aber nicht vorhanden sein muß.

Darüber hinaus ist das Vorhandensein eines Blutergusses durchaus nicht für den Unfallzusammenhang beweisend, denn es kann, wie ich das bereits erwähnte, und worauf BÜRKLE DE LA CAMP und ANDREESEN besonders hingewiesen haben, auch bei der Spontanlösung eines degenerativ veränderten Meniscus bluten, wenn die Lösung in einem gefäßhaltigen Degenerationsbezirk erfolgt.

Schließlich gibt es noch eine weitere Möglichkeit der nicht unfallbedingten Blutung dann, wenn ein vor vielen Monaten oder mehreren Jahren entstandener unfallbedingter Meniscusriß anläßlich einer ohne wesentliche Ursache eingetretenen Einklemmung weiterreißt und dabei einen gefäßhaltigen Bezirk trifft.

Auch dafür sei ein von mir operierter Fall als Beispiel angeführt:

(A. B. Nr. 5941/54.) Ein 17¼jähriges Mädchen hatte sich vor drei Jahren bei einem Sturz vom Fahrrad das linke Knie verletzt. Danach verspürte es immer wieder ein Schnappen im linken Knie. Vier Tage vor der vorgenommenen Operation schnappte das linke Knie wieder plötzlich ohne besondere Ursache aus, was diesmal einen heftigen Schmerz bereitete. Das Knie wies sowohl eine Streck- als auch eine Beugebehinderung auf und war etwas geschwollen. Die Operation brachte bei einem vorderen Korbhenkelriß reichlich frischblutig tingierte seröse Flüssigkeit zutage. Die histologische Untersuchung des Meniscus ergab nur geringe degenerative Veränderungen. Die Beurteilung war hier einfach. Im Alter von 14 Jahren war bei einem Sturz vom Fahrrad der gesunde mediale Meniscus eingerissen. Im Laufe der Zeit kam es zu einer geringgradigen Degeneration des beschädigten Meniscusteiles. Anläßlich einer erheblichen ohne wesentliche Ursache eingetretenen Einklemmung riß der Meniscus weiter und traf einen gefäßhaltigen Bezirk. Der durch die Einklemmung entstandene seröse Reizerguß war daher frischblutig tingiert. Es handelte sich also um eine nicht unfallbedingte Blutung, denn die Einklemmung war ohne jede besondere Ursache zustandegekommen. Der Unfall lag bereits drei Jahre zurück.

Zusammenfassend ist zu sagen, daß auch die von MAGNUS erhobene Forderung, die Unfallzusammenhangsfrage könne nur dann bejaht werden, wenn sich unmittelbar im Anschluß an den Unfall ein Bluterguß einstellte, nicht mehr aufrechterhalten werden kann.

Als weitere Voraussetzung für die Anerkennung des Unfallzusammenhanges sah MAGNUS die Funktionsstörung und Belastungsunmöglichkeit des Gelenkes an.

Ursache der Funktionsstörung sind Einklemmung des beschädigten Meniscus, Schmerz und ein eventueller Erguß, Ursache der Belastungsunmöglichkeit der Schmerz.

ANDREESEN führt aus, daß bei der traumatischen Meniscusbeschädigung die Prüfung der Beweglichkeit durch Schmerzhaftigkeit außerordentlich erschwert sei. Demgegenüber gibt L. BÖHLER an, daß die Schmerzen beim ersten Riß in der Regel nicht stark seien, daß sie es erst bei Einklemmungen werden. KRÖMER äußert sich dahin, daß starke Schmerzen, Belastungsunfähigkeit und Strecksperre fehlen können, wenn es nicht zu einer sofortigen Einklemmung des abgerissenen Meniscusstückes gekommen ist.

Daß bei einer schweren Knieverletzung, die nicht nur den Meniscus allein betroffen hat, eine Störung der Funktion des Gelenkes, Belastungsunfähigkeit des Beines und Schmerzen bestehen werden, braucht nicht besonders erörtert zu werden. Anders kann das bei einem isolierten Meniscusriß sein. Der Moment des Risses wird zweifelsohne schmerzhaft sein und auch danach wird, wenn nicht eine Entlastungsstellung eingenommen wird, ein Schmerz bestehen. Die Intensität des Schmerzes wird aber davon abhängen, ob das abgerissene Meniscusstück aus seiner Lage gebracht ist, ob es also das Gelenk in mehr oder weniger erheblichem Maße blockiert. Aber auch da wird in vielen Fällen nur der Versuch, die Sperre zu überwinden, als erheblich schmerzhaft bezeichnet, während beispielsweise bei Entlastung des Gelenkes in einer gewissen Beugestellung häufig keine Schmerzen angegeben werden. Das ist folgendermaßen zu erklären. Der Meniscus selbst ist nur spärlich mit Nervenästchen versehen im Gegensatz zur Gelenkkapsel, die eine gute nervöse Versorgung aufzuweisen hat. Jedesmal, wenn der verlagerte Meniscus an der empfindlichen Gelenkkapsel zerrt, wird ein Schmerz ausgelöst. Zerrt der verlagerte Meniscus ständig an der Gelenkkapsel, dann wird ein ununterbrochener Schmerz bestehen. Hat der verlagerte Meniscus jedoch eine Lage eingenommen, in der die Gelenkkapsel nicht gezerrt wird, dann ist auch kein Schmerz vorhanden (Entlastungsstellung). Wird bei einem Versuch, aus der Entlastungsstellung heraus die Sperre zu überwinden, die Lage des Meniscus derart verändert, daß er wieder an der Gelenkkapsel zerrt, so wird sofort ein Schmerz ausgelöst. Auch der Belastungsversuch führt zu einer Lageveränderung des Meniscus und damit zu einer schmerzhaften Zerrung an der Gelenkkapsel. Der Verletzte wird deshalb die Belastung entweder ganz vermeiden oder sie auf das eben noch erträgliche Maß beschränken.

Schnappt der abgerissene Meniscus in seine physiologische Lage zurück, dann wird der Verletzte sein Bein zwar noch schonen, aber doch wieder weitgehend belasten und auch die Funktion des Kniegelenkes wird, soweit sie nicht durch einen Erguß behindert ist, wieder weitgehend hergestellt sein, weil die Gelenkkapsel jetzt nicht mehr gezerrt wird. Nur die Endphasen der Bewegung, also die maximale Streckung oder die maximale Beugung werden noch schmerzhaft und mehr oder weniger behindert sein, denn in diesen extremen Bewegungsphasen besteht die Gefahr einer neuerlichen mit Gelenkkapselzerrung einhergehenden abnormen Lageveränderung des abgerissenen Meniscusteiles.

Genau die gleichen Erscheinungen können auch bei einer degenerativ bedingten Lösung des Meniscus vorhanden sein. Auch hier wird die durch Lageveränderung des abgelösten Meniscusstückes hervorgerufene Einklemmung zu einer Funktionsbehinderung des Kniegelenkes führen. Nach ANDREESEN hat eine Lösung des vorderen Meniscusabschnittes eine schmerzhafte Streckhemmung, eine Lösung im hinteren Abschnitt eine schmerzhafte Beugehemmung zur Folge. Je nach der Heftigkeit des durch die Einklemmung und die damit verbundene Kapselzerrung ausgelösten Schmerzes wird eine Belastung des Beines entweder ganz vermieden oder in gewissen Ausmaßen möglich sein. Die Funktionsbehinderung wird behoben, die weitgehende Belastungsfähigkeit wieder hergestellt sein, wenn der Meniscus in seine normale Lage zurückspringt.

Ist die Einklemmung erheblich, dann wird sie im allgemeinen nur durch eine operative Entfernung des eingeklemmten Meniscusteiles zu beheben sein. Ist sie weniger erheblich, dann kann sie auch durch unblutige Repositionsmanöver behoben werden. Oft genug können wir feststellen, daß die Verrenkung durch Sportkameraden, die am Bein zogen, wieder behoben wurde. Bei der habituellen Luxation wird der Patient allmählich den Trick, wie er durch Schütteln, Drehen oder Strecken den Meniscus wieder in seine normale Lage bringen kann, gelernt haben. ANDREESEN rät deshalb bei der Beurteilung zu besonderer Vorsicht, wenn Patienten angeben, sie haben sich ihr Knie selbst wieder eingerenkt, weil das nur bei der habituellen Luxation möglich sei. Das trifft im allgemeinen zu. In Ausnahmefällen aber vermögen willensstarke Patienten unter Überwindung der Schmerzen auch eine nicht zu erhebliche traumatische Meniscusverrenkung selbst zu reponieren. Unter den 61 Fällen meines Krankengutes konnte ich das einmal feststellen. Es handelte sich um den unter A. B. Nr. 6413/55 beschriebenen Fall. Als sicheres Kriterium gegen eine frische traumatische Beschädigung läßt sich demnach die Selbstreposition nicht verwerten.

Auch die dritte der Magnusschen Forderungen, die als Voraussetzung für die Anerkennung des Unfallzusammenhanges eine Funktionsstörung des Kniegelenkes und eine Belastungsunfähigkeit des Beines verlangt, kann also, wie aus den Ausführungen hervorgeht, nicht mehr aufrechterhalten werden.

In engem Zusammenhang mit der Funktionsbehinderung des Kniegelenkes und der Belastungsunfähigkeit des Beines steht die Arbeitseinstellung. BÜRKLE DE LA CAMP gibt in den von ihm für die Anerkennung des Unfallzusammenhanges aufgestellten Leitsätzen unter anderem an, daß ein sofortiges Niederlegen der Arbeit, sofortige Anmeldung des Unfallgeschehens und frühzeitiger Beginn einer ärztlichen Behandlung zu fordern sind. L. BÖHLER hingegen führt aus, daß die Arbeit häufig nicht niedergelegt und deshalb in der Regel auch kein Arzt zugezogen wird. GROH glaubt, daß in vielen Fällen die Erstbehinderung so gering ist, daß trotz eindeutigem Unfallriß keine Arbeitsunfähigkeit besteht. Außerdem werden neben einer gewissen Gleichgültigkeit wegen der Sorge um den Lohnausfall die oft erträglichen Schmerzen unterdrückt.

ANDREESEN weist darauf hin, daß sowohl bei der echten Verletzung als auch bei der pathologisch frischen Berstung Arbeitseinstellung die Regel sein kann. Sie brauche nicht immer unmittelbar anschließend einzutreten.

BÜRKLE DE LA CAMP will daher das Weiterarbeiten nur im negativen Sinne verwertet wissen. Weiterarbeiten spreche für eine Meniscuserkrankung, sofortige Arbeitseinstellung aber nicht ausschließlich für eine Meniscusverletzung.

Nach meinem Dafürhalten wird es von der Erheblichkeit des Befundes abhängen, ob weitergearbeitet oder die Arbeit eingestellt wird. Bei einem schweren Befund mit allen Zeichen einer erheblichen Knieverletzung wird die Arbeit zweifelsohne sofort eingestellt und ein Arzt in Anspruch genommen. Erhebliche Befunde lassen sich aber nicht nur nach geeigneten Gewalteinwirkungen feststellen, sondern auch nach Gelegenheitsanlässen, die zu einer Lösung des degenerativ veränderten Meniscus geführt haben, und auch bei habituellen Luxationen. Die Lösung des degenerativ veränderten Meniscus und die Luxation des bereits gelösten Meniscus stellen für das Kniegelenk einen Reiz dar, auf den es mit einem oft recht erheblichen Reizerguß, also einem serösen Erguß reagieren wird. Reizerguß, durch ihn und die Meniscusverlagerung bedingte Funktionsbehinderung des Kniegelenkes, schmerzbedingte Aufhebung oder Herabsetzung der Belastungsfähigkeit des Beines können ein erhebliches Zustandsbild hervorrufen, das zur Arbeitseinstellung zwingt. Nur braucht der Reizerguß als reflektorisch vasomotorische Reaktion auf den Reiz zu seiner Entstehung einige Zeit. Er wird also im Gegensatz zum Bluterguß des schwerverletzten Kniegelenkes nicht sofort, sondern erst nach ein, zwei oder drei Tagen auftreten. Die Arbeitsniederlegung wird in solchen Fällen oft nicht sofort, aber doch recht bald erfolgen.

Lösung des degenerierten Meniscus und habituelle Luxation verursachen aber nicht immer einen Reizerguß. Das wird von der Größe des durch den Vorgang gesetzten Reizes abhängen. Die Symptome sind dann weniger erheblich und demzufolge wird dann die Arbeit nicht immer niedergelegt.

Aber auch bei einer isolierten echten traumatischen Meniscusbeschädigung können, wie ich das bereits ausführte, die Symptome gering sein, besonders wenn der abgerissene Meniscusteil sofort wieder in seine normale Lage zurückschnappt. Auf ihre Arbeit bedachte oder weniger empfindliche Menschen werden dann nicht gleich aufgeben, sondern gegebenenfalls unter Bandagierung des Kniegelenkes weiterarbeiten.

Aus der sofortigen oder alsbaldigen Arbeitsniederlegung allein können also für die Beantwortung der Frage nach dem Unfallzusammenhang weder positive noch negative Schlüsse gezogen werden. Nur im Rahmen einer Gesamtbetrachtung kann es auch von Bedeutung sein, ob die Arbeit sofort oder alsbald niedergelegt wurde.

Hingegen kann für die Beantwortung der Unfallzusammenhangsfrage, nicht für die Diagnose, das erwähnte ich schon, die Beurteilung der Beschaffenheit des Kniestreckmuskels von nicht zu unterschätzender Wichtigkeit sein. Er ist gewissermaßen ein Indikator für den Zustand, in dem sich das Kniegelenk befindet. Ist der Musculus quadriceps, besonders der Vastus medialis, kräftig, also weder quantitativ noch qualitativ schwächer als der des gesunden anderen Beines, so könnte das, wenn auch die sonstigen Voraussetzungen gegeben sind, eher für eine traumatische Meniscusbeschädigung sprechen. Ist er hingegen quantitativ oder auch nur qualitativ schwächer als der des anderen Beines, so kann das ein Zeichen dafür sein, daß das Knie schon vor dem angeschuldigten Ereignis aus irgendeinem Grunde mehr oder weniger geschont wurde. Voraussetzung ist allerdings, daß die Beurteilung des Muskels sofort im Anschluß an das Ereignis vorgenommen wird, denn eine zwangsläufig nach dem Ereignis einsetzende mehr oder weniger ausgeprägte Schonung wird schon innerhalb kürzester Zeit, oft schon nach ein bis zwei Tagen, den Quadriceps erschlaffen und schließlich deutlich abmagern lassen.

Eine unmittelbar im Anschluß an das angeschuldigte Ereignis festgestellte schlechtere Beschaffenheit des Kniestreckmuskels könnte also im Rahmen der Gesamtbeurteilung gegen eine Meniscusverletzung und für einen Meniscusschaden sprechen.

d) Der gesamte klinische Befund

Da die Begutachtung zur Klärung der Unfallzusammenhangsfrage meist erst geraume Zeit nach dem angeschuldigten Ereignis stattfindet, wird sich der zur Zeit der Begutachtung zu erhebende klinische Befund im allgemeinen wesentlich von dem unmittelbar nach dem Ereignis unterscheiden. Gibt er oft schon im frischen Fall keinen sicheren Aufschluß, ob ein traumatischer Meniscusriß oder eine degenerativ bedingte Meniscusablösung vorliegt, so ist, wenn der abgelöste bzw. abgerissene Meniscusteil nicht operativ entfernt wird, nach einer gewissen Übergangszeit das klinische Bild des traumatisch bedingten Meniscusrisses von dem der degenerativ bedingten Ablösung erst recht nicht mehr zu unterscheiden. Beide Formen der Meniscusbeschädigung sind in ein Stadium übergegangen, das die gleichen klinischen Symptome aufweist und in dem wir lediglich von einem Kniebinnenschaden sprechen können.

Der klinische Befund kann sich dann darin erschöpfen, daß wegen einer gewissen Schonung des Kniegelenkes eine mehr oder weniger ausgeprägte Abmagerung des Kniestreckmuskels vorhanden ist. Es kann aber auch ein Rotationsschmerz im Sinne des I. Steinmannschen Zeichens bestehen oder ein Druckschmerz im Sinne des STEINMANN II oder des BRAGARD I und II, ferner ein Überstreck- oder Beugeschmerz usw. Um Wiederholungen zu vermeiden, verweise ich auf die Ausführungen über Diagnose und Differentialdiagnose.

Aus geringfügigen Anlässen kann der abgerissene bzw. abgelöste Meniscusteil aus seiner Lage geraten und sich einklemmen. Dann zeigt der klinische Befund neben einer Quadricepsatrophie eine mehr oder weniger schmerzhafte Streck- oder Beugebehinderung des Kniegelenkes, einen kleineren oder größeren Reizerguß und eine Beeinträchtigung oder Aufhebung der Belastungsfähigkeit des Beines.

Daß nicht nur für die Diagnose, sondern auch für die Beurteilung des Unfallzusammenhanges neben der vergleichenden Untersuchung beider Kniegelenke eine Ganzheitsbetrachtung des Patienten erforderlich ist, habe ich bei Besprechung der Diagnose und Differentialdiagnose schon erwähnt. Nur so wird sich eine eventuelle Disposition zur Meniscusbeschädigung feststellen lassen, auf die BRAGARD, der sogar familiäres Auftreten beobachten konnte, hingewiesen hat. Bei einem X-Bein wird durch die statische Fehlbelastung eine Disposition des äußeren, bei einem O-Bein eine des inneren Meniscus zu degenerativen Veränderungen anzunehmen sein. Ein X-Bein kann aber auch die Einwirkung einer verwindenden Kraft auf den medialen Meniscus verstärken.

BÜRKLE DE LA CAMP ist der Meinung, daß die Frage der Konstitution für die Beurteilung von außerordentlicher Bedeutung ist. Nicht alle Bergarbeiter, die unter besonderer Beanspruchung ihrer Kniegelenke in niederen Flözen arbeiten müssen, neigen zu einem vorzeitigen pathologischen Verschleiß der Menisci.

Unter Umständen kann im Rahmen der Gesamtbeurteilung die Feststellung einer anlagemäßigen Bindegewebsschwäche von Wichtigkeit sein. IDELBERGER hat darauf hingewiesen, daß sich minderwertige Gleitknorpel vorzugsweise bei Menschen mit lockerem Bandapparat finden. Das sei verständlich, denn beide Gewebsarten stammen aus dem gleichen Muttergewebe, dem Mesenchym. Auch HÜBNER betont die wesentliche Rolle, die den konstitutionellen Verhältnissen der Zwischenknorpelscheibe zukommt.

Lediglich GROH glaubt, daß konstitutionelle Besonderheiten für die gutachtliche Beurteilung belanglos seien, eine Auffassung, der ich mich nicht anschließen kann.

e) Der Röntgenbefund

Im Rahmen der Gesamtbeurteilung kann auch einmal das Röntgenbild von gewisser Bedeutung sein. Als strahlendurchlässige Gebilde kommen die Menisci normalerweise zwar nicht zur Darstellung und eine Röntgenkontrastaufnahme kann zu der Frage nach dem Unfallzusammenhang nichts aussagen, sie ist also entbehrlich, doch gibt das einfache Röntgenbild darüber Aufschluß, ob eine deformierende Arthrose des Kniegelenkes vorliegt. Besteht eine Arthrosis deformans als Zeichen eines Aufbrauchsleidens, dann werden wir mit weitgehender Wahrscheinlichkeit den Schluß ziehen können, daß auch die Menisci Verschleißerscheinungen aufweisen.

Andererseits kann eine lange Zeit bestehende Meniscusbeschädigung durch wiederholte Einklemmungen den Gelenkknorpel schädigen. Gelenkknorpelschädigung und Funktion des Gelenkes sind nach der mechanisch-funktionellen Theorie POMMERS die Voraussetzung für das Entstehen einer Arthrosis deformans. Wir können also aus dem Vorhandensein einer Arthrosis deformans unter Umständen den Schluß ziehen, daß eine bestehende Meniscusbeschädigung älter als das angeschuldigte Ereignis sein muß. Ein solcher Schluß wird allerdings nur dann möglich sein, wenn ausschließlich das meniscusgeschädigte Knie sonst nicht erklärbare arthrotische Veränderungen aufweist, während das andere Knie keine arthrotischen Veränderungen erkennen läßt. Wie immer in der Unfallbegutachtung sind deshalb grundsätzlich Vergleichsaufnahmen beider Kniegelenke in mindestens zwei Ebenen anzufertigen.

Auch gehaltene Röntgenvergleichsaufnahmen beider Kniegelenke, und zwar bei maximal möglicher Abduktion und Adduktion des Unterschenkels sind für die Beurteilung manchmal von Bedeutung, decken sie doch klinisch oft nicht sicher erkennbare seitliche Wackelbewegungen des Kniegelenkes auf.

f) Der Operationsbefund

Ein unfallbedingter Ab- oder Einriß kann ebenso wie eine degenerativ bedingte Ablösung an verschiedenen Stellen des Meniscus erfolgen. Die häufigste Form der traumatischen und atraumatischen Beschädigung des medialen Meniscus ist der Längsriß. Er kann fast den ganzen Meniscus betreffen, so daß der abgerissene Anteil nur noch am Hinter- und am Vorderhorn „hängt". Er kann aber auch nur den hinteren, mittleren oder vorderen Meniscusabschnitt betreffen. Ist das hinten und vorn noch hängengebliebene abgerissene Meniscusstück in das Gelenk verlagert, so sprechen wir nach der Form, die der Meniscus dann bildet, von einem Korbhenkelriß (Meniscus bipartitus). Das verlagerte Stück kann gelegentlich in seiner Längsachse um 180 Grad gedreht sein. Selten weist der Meniscus mehrere Längsrisse auf.

Nicht so häufig wie Längsrisse sind zungenförmige Abrisse, die den hinteren und vorderen Abschnitt, in kleinerer Form auch den Mittelabschnitt betreffen können. Bei schweren degenerativen Formen kann das Hinterhorn ausgesprochen zerschlissen sein. Seltener sind quere

Einrisse, ganz selten ausgesprochene Entwurzelungen des Meniscus.

Von den 61 operativ festgestellten Meniscusbeschädigungen meines Krankengutes — 16 wegen Meniscusganglion operierte Fälle sind nicht mitgezählt — waren

52 mal der mediale Meniscus,
6 mal der laterale Meniscus,
3 mal beide Menisci

betroffen.

Die 52 Beschädigungen des medialen Meniscus gliederten sich in

29 Längsrisse .... = rd. 55,6%
    davon 22 Korbhenkel, das sind etwa drei Viertel der Längsrisse
12 Beschädigungen des hinteren Meniscusteiles .... = rd. 23,1%
    davon 11 hintere zungenförmige Abrisse und eine Auffaserung
    des Hinterhorns
3 vordere zungenförmige Abrisse .... = rd. 5,8%
2 mittlere zungenförmige Abrisse .... = rd. 3,9%
6 quere Einrisse .... = rd. 11,6%

In über der Hälfte der Fälle waren also Längsrisse und davon wieder hauptsächlich Korbhenkelrisse festzustellen. Der Längsriß ist demnach die weitaus häufigste Form der Meniscusbeschädigung. Das deckt sich mit den Feststellungen anderer Autoren. So konnte KRÖMER in rund 66% der Fälle einen Längsriß feststellen, davon zwei Drittel Korbhenkelrisse, ANDREESEN in 60%.

Aus der Form der Meniscusbeschädigung läßt sich ein sicherer Schluß auf eine traumatische oder atraumatische Genese nicht ziehen. Immerhin ergeben sich aber gewisse Verdachtsmomente. MAGNUS glaubte, daß die Entwurzelungen vorn, hinten und seitlich traumatisch bedingt seien, der Korbhenkelriß hingegen Ausdruck einer Spontanlösung. 15 der 22 Korbhenkelrisse meines Krankengutes waren degenerativ bedingt, sechs aber hatten eine einwandfrei traumatische Genese. Bei einem war eine unfallbedingte richtunggebende Verschlimmerung eines vorbestandenen Zustandes (Degeneration) anzunehmen.

Von den zwölf Beschädigungen des hinteren Meniscusanteiles hingegen waren nur zwei Fälle sicher traumatisch entstanden, zehn waren degenerativ bedingt.

Der hintere Meniscusanteil wird bei der Beugung des Kniegelenkes trotz Ausweichens nach hinten zwischen Oberschenkelrolle und Schienbeinkopf gepreßt. Er wird also besonders beansprucht. Geht diese Beanspruchung auf die Dauer über das physiologische Maß hinaus, dann wird er degenerieren (ANDREESEN). Darum wird der Meniscusschaden des Bergarbeiters, der unter Tage in niederen Flözen hockend oder kniend jahrelang arbeiten muß, als Berufskrankheit anerkannt. Es ist deshalb auch verständlich, warum von den zwölf Beschädigungen des hinteren Meniscusteiles nicht weniger als zehn nicht traumatischen Ursprungs waren. Beschädigungen des hinteren Meniscusanteiles werden also in besonderem Maße auf eine nicht traumatische Genese verdächtig sein.

Von gewisser Bedeutung für die Beurteilung des Unfallzusammenhanges kann die Feststellung sein, ob sich bei der Operation neben der

Meniscusbeschädigung noch andere Veränderungen im Kniegelenk ergeben, die weder bei der klinischen Untersuchung noch im Röntgenbild zu erheben waren. So kann eine ausgedehnte oder mehr oder weniger umschriebene Knorpelerweichung im Sinne einer Chondropathie an den Femurcondylen oder an der Gelenkfläche der Patella vorliegen.

BÜRKLE DE LA CAMP weist mit Nachdruck darauf hin, daß die Chondropathia patellae mit einem Meniscusschaden nichts zu tun hat und auch nicht in der Folge nach einem Meniscusschaden auftreten könne. Er führt aber aus, daß es in der Nachbarschaft des erkrankten Meniscus, also an den Gelenkflächen der Oberschenkelknorren und des Schienbeinkopfes zu Chondropathien kommen könne.

Bei 18 der operierten 61 Fälle war eine teils leichte, teils auch beträchtlich ausgeprägte Gelenkknorpelschädigung vorhanden.

Sie hat, wenn sie sich auf eine gewisse Umgebung des beschädigten Meniscus beschränkt, ihre Ursache darin, daß das abgerissene oder abgelöste Meniscusstück bei Lageveränderungen in Berührung mit Gelenkteilen kommt, für die es einen Fremdkörper darstellt, weil die betreffenden Gelenkteile zu einer Artikulation mit dem Meniscus nicht vorgesehen und nicht geformt sind. Das abgelöste Meniscusstück wird deshalb einen abnormen Druck auf den Knorpel dieser Gelenkteile ausüben, dessen Folge eine Schädigung des Gelenkknorpels ist. Es entsteht eine Chondropathie und nach der mechanisch-funktionellen Theorie POMMERS aus Knorpelschädigung und Funktion des Gelenkes schließlich eine deformierende Arthrose.

Wird die operative Eröffnung des Kniegelenkes bald nach einem angeschuldigten Ereignis vorgenommen und dabei eine nicht nur auf eine gewisse Umgebung des beschädigten Meniscus beschränkte Chondropathie festgestellt, dann könnte das darauf hinweisen, daß eine Neigung zu degenerativen Veränderungen im Kniegelenk besteht und damit auch eine Neigung zu degenerativen Veränderungen der Menisci. Beschränkt sich der Knorpelschaden auf die Umgebung des beschädigten Meniscus, dann werden wir bei frühzeitiger Arthrotomie unter der Voraussetzung, daß es sich nicht um frische Absprengungen handelt, den Schluß ziehen können, daß die festgestellte Meniscuslösung älter als das angeschuldigte Ereignis sein muß, denn es bedarf zur Entstehung einer makroskopisch sichtbaren Gelenkknorpelschädigung einer gewissen Zeit.

Eine bald nach dem angeschuldigten Ereignis vorgenommene operative Kniegelenkseröffnung kann ferner darüber Aufschluß geben, ob sich noch Reste einer Gelenkblutung feststellen lassen, sei es in Form einer blutigen Verfärbung des mehr oder weniger erheblichen serösen Ergusses, sei es in Form kleinster Blutpunkte in der Rißstelle des Meniscus. Einwandfrei werden sich solche Feststellungen aber nur treffen lassen, wenn in Blutleere operiert wird.

Auch auf die Beschaffenheit und Farbe der Gelenkinnenhaut ist zu achten. Ist sie verdickt und rot, so spricht das für eine Synovitis.

Schließlich sind die Kreuzbänder und der infrapatellare Fettkörper genau zu inspizieren. Gar nicht so selten ist eine Vergrößerung und derbe Verdickung des infrapatellaren Fettkörpers (HOFFA-Tumor) festzustellen, und es besteht dann durchaus die Möglichkeit, daß angegebene Einklemmungserscheinungen von diesem gewucherten Fettkörper ausgehen, ebenso wie auch einmal eine gewucherte Zotte Einklemmungserscheinungen machen kann. In diesem Zusammenhang sei darauf hingewiesen, daß die so häufig gebrauchte Bezeichnung Hoffascher Fettkörper für den infrapatellaren Fettkörper unrichtig ist. Der infrapatellare Fettkörper war lange vor HOFFA bekannt. HOFFA hat lediglich seine pathologische Veränderung im Sinne einer Wucherung und Verhärtung beschrieben.

Der erhobene Operationsbefund muß sofort und möglichst ausführlich schriftlich fixiert werden. Sehr zweckmäßig ist es, die Form der gefundenen Meniscusbeschädigung in einer Zeichnung festzuhalten. Noch besser ist eine photographische Aufnahme des eröffneten Kniegelenkes (Abb. 1), weil sie, technisch richtig ausgeführt, die bei der Eröffnung

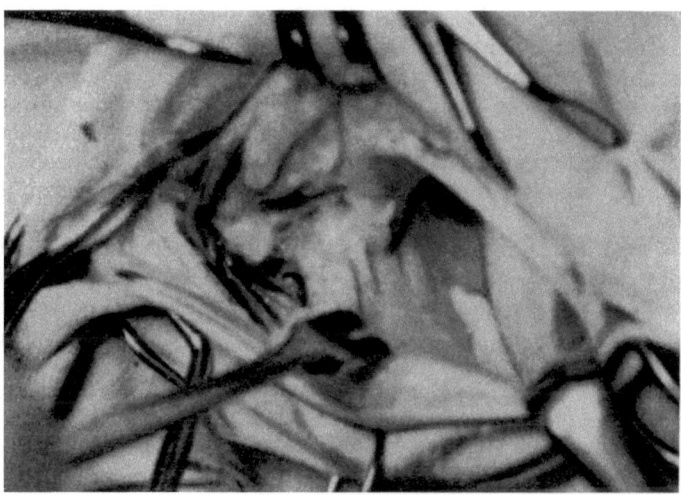

Abb. 1. Das abgelöste und nach vorn umgeschlagene Hinterhorn des Meniscus ist deutlich zur Darstellung gebracht.

des Kniegelenkes gefundene Situation einwandfrei und für immer festhält und damit dokumentarischen Wert hat. Allerdings ist die Anfertigung einer solchen Aufnahme oft sehr schwierig, manchmal sogar unmöglich.

g) Der histologische Befund

Jeder operativ entfernte Meniscus sollte auch dann histologisch untersucht werden, wenn die Frage nach dem Unfallzusammenhang zunächst nicht gestellt ist, denn oft wird diese Frage erst später erhoben, und wenn auch der histologische Befund allein nicht ausschlaggebend ist, so kann er doch im Rahmen der Gesamtbeurteilung eine beträchtliche Rolle spielen. Bedauerlicherweise wird die wichtige Forderung nach histologischer Untersuchung des Meniscus noch nicht von allen Operateuren beachtet. Um so schwerer hat es dann der, der ein Gutachten über den Unfallzusammenhang abgeben soll.

Die histologische Untersuchung soll feststellen, ob der Meniscus degenerative Veränderungen zeigt. Sie können ihre Ursache in einer mechanischen oder statischen Überbeanspruchung des Kniegelenkes haben, wobei auch eine gewisse konstitutionelle Komponente eine Rolle spielen kann. Im Laufe der Zeit können diese Veränderungen so erheblich werden, daß sie ähnlich einer schleichenden Fraktur (HENSCHEN) das Gefüge des Meniscus zerrütten und damit zur Lösung des Meniscus bzw. eines Meniscusteiles führen. Zu einer solchen degenerativ bedingten Lösung bedarf es keines oder nur eines unerheblichen Traumas, das einen gesunden Meniscus nicht sprengen könnte. WARNER hat das Durchreißen des Faserringes einer degenerativ veränderten Zwischenwirbelbandscheibe beim schweren Heben treffenderweise mit dem Zerreißen eines abgenutzten Schnürsenkels in der Schuhöse verglichen. Auch das Zerreißen des degenerativ veränderten Meniscus läßt sich mit dem eines abgenutzten Schnürsenkels vergleichen. Ein solcher Schnürsenkel wird in der Schuhöse schon bei einem leichten Anziehen zerreißen, das einem nicht abgenutzten nicht das mindeste ausmachen würde. Also ist das Zerreißen nur in zweiter untergeordneter Linie auf das Anziehen, in erster übergeordneter auf die bestehende Abnutzung zurückzuführen. Mit anderen Worten: Ursache des Risses ist die Degeneration.

Aber auch ein durch eine Gewalteinwirkung abgerissener bis dahin gesunder Meniscus kann allmählich degenerieren. Allerdings wird die Degeneration erst eine gewisse Zeit nach dem Unfall eintreten. Im Gegensatz zur degenerativ bedingten Lösung ist sie nicht die Ursache, sondern die Folge des Risses.

ANDREESEN weist darauf hin, daß sich die posttraumatischen Degenerationen bei gesunden Menisci erst sehr spät einstellen. Nach drei bis vier Monaten treten die ersten Knorpelkernnester auf, unter sechs Monaten seien keine Degenerationen der Zwischensubstanz zu beobachten. Die ersten Ansätze zelligbindegewebiger Wucherungen als Ausdruck reparativer Vorgänge nach einem traumatischen Meniscusriß seien jedoch schon nach zwei bis drei Wochen beobachtet worden, Abrundungen durch Bindegewebe nach sechs bis acht Wochen. L. BÖHLER hingegen meint, daß ein Meniscusstück, daß durch einen Längsriß abgelöst ist, schon nach wenigen Wochen degeneriert. GROH glaubt, daß unfallbedingte Meniscusbeschädigungen schon nach sechs bis acht Wochen erhebliche degenerative Veränderungen aufweisen können.

Sowohl bei der Meniscopathie als auch nach einem traumatischen Abriß können sich regressive Veränderungen des Meniscus (Kernverarmung bis zum Kernschwund, Verfettung, Verquellung und schleimige Degeneration, schließlich Verflüssigung der Interzellularsubstanz bis zur Nekrose, Dehiszenzen in Form oberflächlicher oder tiefgehender Einrisse, Verkalkungen), aber auch reparative Vorgänge (regeneratorische Kernvermehrung, Gefäßwucherungen, Proliferation der adventitiellen Elemente) feststellen lassen. Trotzdem werden wir in gewissen Fällen aus dem Fehlen oder Vorhandensein einzelner Vorgänge einen Schluß auf die Genese der festgestellten Meniscusbeschädigung ziehen können. Auf diese Möglichkeiten hat ANDREESEN hingewiesen.

Zeigt der wenige Tage nach dem angeschuldigten Ereignis operativ entfernte Meniscus histologisch schwere degenerative und reparatorische Vorgänge, dann muß eine länger zurückliegende Lösung angenommen werden.

Läßt der wenige Tage nach dem angeschuldigten Ereignis operativ entfernte Meniscus histologisch nur degenerative aber keine reparatorischen Vorgänge erkennen, dann wird man eine durch das angeschuldigte Ereignis eingetretene Lösung eines schon vorher degenerativ veränderten Meniscus annehmen müssen.

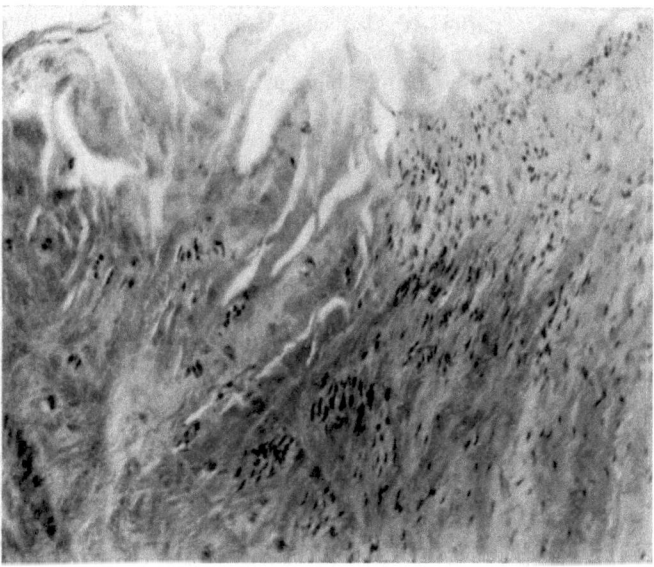

Abb. 2. 32jähriger Mann. Korbhenkellösung. Kein Trauma. Starke Verquellung der Grundsubstanz mit Spaltbildungen und ausgefranster Oberfläche. Rechts regeneratorische Zellvermehrung. (Gefrierschnitt, Haematoxylin-Eosin, Vergr. 80fach)

Sind in einem Meniscus, der nicht sofort, sondern erst einige Zeit nach einem geeigneten Unfallereignis operativ entfernt wurde, histologisch keine wesentlichen degenerativen Veränderungen, sondern nur reparative Vorgänge festzustellen, dann ist der Unfallzusammenhang zu bejahen.

Schließlich läßt sich noch sagen, daß an dem Unfallzusammenhang keine Zweifel bestehen, wenn ein sehr bald nach einem geeigneten Unfallereignis operativ entfernter Meniscus weder degenerative noch reparative Veränderungen aufweist.

Der Nachweis reparativer Veränderungen bei gleichzeitig vorhandenen

Degenerationszeichen ist, das muß besonders betont werden, kein Beweis für den Unfallzusammenhang. Die Auffassung KRÖMERS, daß bei Regenerationszeichen meistens ein Unfallzusammenhang angenommen werden muß, trifft nur zu, wenn regressive Veränderungen fehlen. Abb. 2 zeigt das histologische Präparat einer Spontanlösung im Sinne eines Korbhenkels. Die Anamnese des 32jährigen Patienten (A.B. Nr. 8610/56) weist nichts auf, was irgendwie als Unfall gewertet werden könnte. Trotzdem sind neben regressiven auch regeneratorische Vorgänge vorhanden.

L. BÖHLER führt aus, daß eine schwere Verletzung des Kniegelenkes nicht deshalb als Betriebsunfall abgelehnt werden darf, weil die histologische Untersuchung eine Degeneration des bei dem Unfall abgelösten Meniscus zeigte. Diesem Standpunkt ist vollkommen zuzustimmen. Es kommt nicht auf das Ergebnis der histologischen Untersuchung allein an, sondern auf die Gesamtbeurteilung. War das Unfallereignis geeignet, einen gesunden Meniscus abzureißen, dann war es natürlich erst recht geeignet, einen degenerierten, also wenig widerstandsfähigen Meniscus abzureißen. Trotz Degeneration wird die Frage des Unfallzusammenhanges im Sinne einer richtunggebenden Verschlimmerung eines vorbestandenen Zustandes zu bejahen sein.

Auch HÜBNER weist darauf hin, daß die Mitwirkung eines Traumas bei der Lösung eines degenerativ veränderten Meniscus nicht a priori abgelehnt werden kann. Entscheidend ist, ob es imstande gewesen wäre, auch einen gesunden Meniscus zu zerreißen.

Hingegen kann ich die Auffassung L. BÖHLERS, daß der Meniscusriß in der Regel nicht die Folge einer Meniscusdegeneration ist, weil er sonst mit zunehmendem Alter immer häufiger und nicht seltener würde, nicht teilen. Mit der physiologischen Abnutzung hat die degenerativ bedingte Meniscusbeschädigung nichts zu tun und die histologisch feststellbaren physiologischen Abnutzungszeichen unterscheiden sich deutlich von den pathologisch degenerativen. KRÖMER vertritt die Ansicht, daß bei dem heutigen Stand der histologischen Untersuchungsergebnisse wesentliche primär-degenerative Veränderungen bei den überwiegend diesseits des 40. Lebensjahres stehenden Patienten im allgemeinen unwahrscheinlich sind. Das trifft durchaus nicht zu. Es lassen sich ganz im Gegenteil oft schon bei Jugendlichen beträchtliche degenerative Veränderungen der Menisci feststellen.

Von den 61 wegen Meniscusbeschädigung operierten Patienten meines Krankengutes waren 14 jünger als 25 Jahre, der jüngste 17 Jahre (A.B. Nr. 10545/57). Nur bei einem der 14 Fälle zeigte die histologische Untersuchung keine nennenswerten Degenerationsphänomene. Drei Fälle wiesen eine geringe, einer eine mittelgradige und neun eine erhebliche Meniscusdegeneration auf. Auch bei dem 17jährigen, bei dem ein Korbhenkelriß bestand, waren erhebliche degenerative Veränderungen des Meniscus, nämlich herdförmig hochgradige Verquellungen mit völligem Kernschwund festzustellen (Abb. 3). Er war vier Wochen vor der Operation in der Turnstunde beim Herunterspringen von einem Pferd mit dem linken Fuß auf die Kante einer Matte gekommen und mit dem linken Knie eingeknickt. Wir können nicht annehmen, daß die erheblichen degenerativen Veränderungen innerhalb von vier Wochen entstanden sind. Sie bestanden zweifelsohne schon vor dem Ereignis. Da aber der Unfall geeignet schien, einen gesunden Meniscus abzureißen, wurde eine durch den Unfall hervorgerufene richtunggebende Verschlimmerung eines vorbestandenen Leidens angenommen.

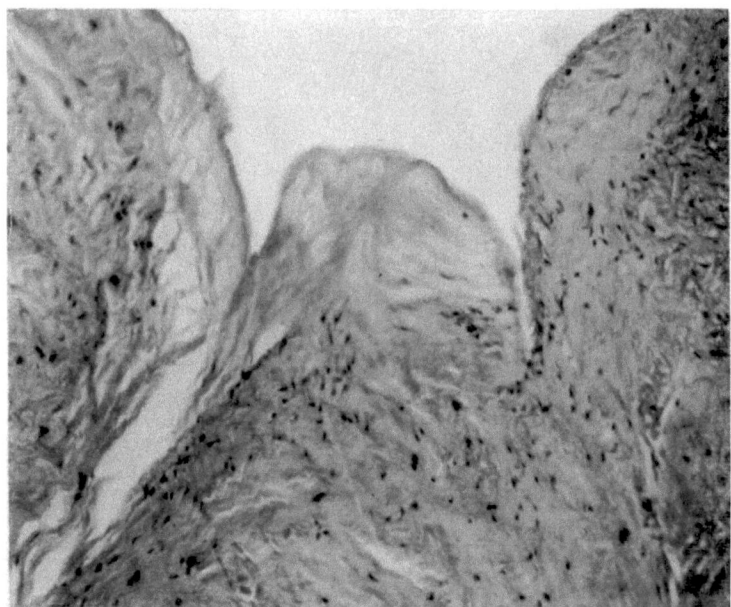

Abb. 3. 17jähriger. Korbhenkelriß. Trauma 4 Wochen vor Operation. Hochgradige Verquellung mit völligem Kernschwund in umschriebenem Bezirk nahe der Oberfläche. In der Umgebung starke Kernverarmung. (Gefrierschnitt, Haematoxylin-Eosin, Vergr. 80fach) Die erheblichen Degenerationsphänomene können nicht innerhalb von 4 Wochen entstanden sein.

In 38 Fällen, die wegen Verdacht auf Meniscusbeschädigung operiert wurden, bei denen die Menisci aber keine ausgesprochene Beschädigung zeigten, wurde ein Teil des Meniscus entfernt und histologisch untersucht. Dabei ergab sich, daß auch bei jungen Menschen bis zum 25. Lebensjahr zum Teil recht beträchtliche degenerative Veränderungen festzustellen waren. Besonders ausgeprägt waren die Degenerationserscheinungen bei einem 22jährigen Bäckergesellen (A.B. Nr. 7806/56), dessen lateraler Meniscus makroskopisch keinen Einriß aufwies, während die histologische Untersuchung erhebliche regressive Veränderungen mit mukoider Verquellung der Grundsubstanz und Kernverarmung erkennen ließ (Abb. 4).

Die 38 Fälle umfassen verschiedene Altersstufen vom 15. bis zum 65. Lebensjahr. Ein Vergleich der histologischen Befunde, die bei den makroskopisch nicht beschädigten Menisci erhoben werden konnten, ergab in der Schwere des Befundes keinen wesentlichen Unterschied zwischen Jung und Alt. Eine wesentliche Zunahme der Erheblichkeit der

Degenerationsphänomene ließ sich also mit zunehmendem Alter nicht feststellen, wie aus Tabelle I entnommen werden kann.

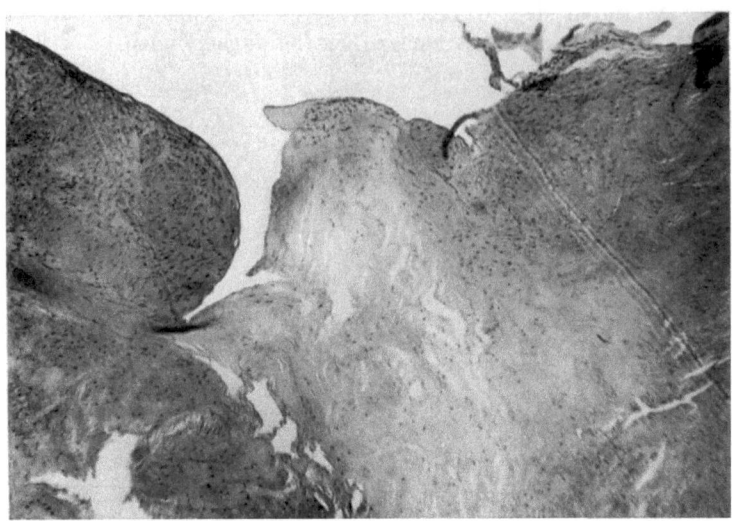

Abb. 4. 22jähriger Mann. Lateraler makroskopisch nicht beschädigter Meniscus. In der Mitte Degenerationsherd mit mukoider Verquellung der Grundsubstanz und Kernverarmung. Links regeneratorische Zellproliferation. (Gefrierschnitt, Haematoxylin-Eosin, Vergr. 60fach)

Tabelle I

Lebensjahr	Zahl der Fälle	Degenerationsphänomene				
		keine	geringe	leichte	leichte bis mittelschwere	schwere
15.—20.	8	—	3	4	—	1
21.—25.	6	2	1	1	1	1
26.—30.	4	1	1	1	—	1
31.—40.	7	—	2	1	2	2
41.—50.	8	1	3	1	2	1
51.—60.	4	—	—	3	1	—
61.—65.	1	1	—	—	—	—

Die Tabelle zeigt, daß im Gegensatz zu der von KRÖMER vertretenen Ansicht die Auffassung TOBLERS, Abnutzungserscheinungen lassen sich oft schon bei jungen Menschen feststellen, durchaus zu Recht besteht. Dem Schluß, den TOBLER daraus zieht, daß nämlich nur ein vorher erkrankter Meniscus reißt, wird man allerdings nicht zustimmen können. SCHAER ist ebenfalls der Meinung, daß degenerative Veränderungen des Meniscus schon in relativ jugendlichem Alter häufig sind.

Es ergibt sich nun die Frage, ob es richtig war, die Menisci, die makroskopisch keine Beschädigung zeigten, nur deshalb teilweise zu entfernen, weil der Verdacht auf degenerative Veränderungen bestand. L. BÖHLER warnt vor einer Totalexstirpation des Meniscus. Die Folge der Totalexstirpation, die zu Störungen des Gelenkmechanismus führe, sei eine Arthrose.

BÜRKLE DE LA CAMP vertritt den Standpunkt, daß der geschädigte Meniscus vollkommen entfernt werden müsse, weil bei der primären Degeneration ohnehin der ganze Meniscus mehr oder weniger erkrankt sei und weil bei einer Verletzung im Laufe der Zeit durch sekundäre Degeneration auch das unverletzte Gewebe in Mitleidenschaft gezogen wird. Dazu komme, daß man makroskopisch nie mit Sicherheit entscheiden könne, wie weit die Degeneration fortgeschritten ist.

Ich glaube der Ansicht BÖHLERS beipflichten zu müssen und halte die Ausrottung des Meniscus für einen das Kniegelenk schädigenden Eingriff. Hingegen wird der Gelenkmechanismus nicht gestört, wenn die parakapsuläre Randzone stehenbleibt. Außerdem ist von hier aus eine gewisse Regeneration des Meniscus möglich, wenn es auch nach ANDREESEN keine echten Regenerate, sondern nur bindegewebige Abrundungen gibt. Für die histologische Untersuchung des makroskopisch nicht beschädigten Meniscus ist die Totalexstirpation außerdem nicht erforderlich. Wenn wir also eine genügend breite Randzone stehenlassen, dann schadet dem Kniegelenk die Wegnahme des größeren Meniscusteiles nicht, wir gewinnen aber aus der histologischen Untersuchung des entfernten Meniscusteiles aufschlußreiche und auch für den Patienten wichtige Erkenntnisse. Dazu kommt, und darin stimme ich mit ANDREESEN, MANDL, HENDERSON überein, daß die Behandlungsergebnisse besser sind, wenn der Meniscus entfernt wird, als wenn ein äußerlich anscheinend gesunder Meniscus stehenbleibt. Sie sind — ich möchte sagen merkwürdigerweise — auch dann besser, wenn die histologische Untersuchung des entfernten Meniscus keinen besonderen Befund ergibt.

Zeigt also bei Verdacht auf Meniscusbeschädigung der Meniscus nach operativer Eröffnung des Kniegelenkes keine makroskopischen Veränderungen und läßt sich auch sonst nichts feststellen, was die geklagten Beschwerden erklären könnte, dann bestehen keine Bedenken, wenn der ursprünglich verdächtige Meniscus zur histologischen Untersuchung teilweise entfernt wird. ANDREESEN vertritt sogar die Auffassung, ihn vollkommen zu entfernen.

Bei der Bewertung des histologischen Ergebnisses einer Meniscusbeschädigung dürfen wir nicht vergessen, daß der histologische Befund im allgemeinen nur dann einen entscheidenden Einfluß auf die Klärung der Unfallzusammenhangsfrage haben kann, wenn die histologische Untersuchung möglichst bald nach dem angeschuldigten Ereignis vorgenommen wird. Vor allem ist es nicht möglich, vom Meniscushistologen ein Urteil zu verlangen, ob die festgestellte Meniscusbeschädigung traumatisch oder degenerativ bedingt ist. Unsere Frage ihm gegenüber kann nur lauten:

Liegen degenerative Veränderungen vor oder nicht, wenn ja, welcher Art, welchen Ausmaßes und wie lokalisiert?

Bestehen neben degenerativen Veränderungen auch reparative Vorgänge, wenn ja, welcher Art, welchen Ausmaßes und wie lokalisiert?

Schlußfolgerungen

Ist bei einer Meniscusbeschädigung die Frage nach dem Zusammenhang mit einem angeschuldigten Ereignis gestellt, dann werden wir zu klären haben, ob

a) ein echter traumatischer Meniscusriß vorliegt, als dessen Ursache das angeschuldigte Ereignis anzusehen ist,

b) eine Ablösung eines degenerativ veränderten Meniscus besteht, für deren Zustandekommen das angeschuldigte Ereignis lediglich der Gelegenheitsanlaß war,

c) es sich um eine sogenannte habituelle Meniscusluxation handelt, wobei das angeschuldigte Ereignis zur Verrenkung des bereits beschädigt gewesenen Meniscus geführt hat,

d) ein schon vorher degenerativ veränderter Meniscus durch das angeschuldigte Ereignis beschädigt wurde.

Im Falle a ist der Unfallzusammenhang zu bejahen, im Falle b zu verneinen, im Falle c kann eine Bejahung und eine Verneinung möglich sein, eine Bejahung jedoch nur im Sinne einer vorübergehenden, also nicht richtunggebenden Verschlimmerung, wenn das angeschuldigte Ereignis geeignet war, auch einen gesunden Meniscus abzureißen und zu verrenken. Die vorübergehende Verschlimmerung besteht so lange, bis die Verrenkung des Meniscus wieder behoben und der durch die Verrenkung gesetzte Reizzustand abgeklungen ist. Ob die zur Zeit des angeschuldigten Ereignisses bereits bestehende Meniscusbeschädigung degenerativ bedingt oder auf einen früheren Unfall zurückzuführen ist, ist nur von sekundärer Bedeutung.

Im Falle d wird der Unfallzusammenhang im Sinne einer richtunggebenden Verschlimmerung zu bejahen sein, wenn das angeschuldigte Ereignis geeignet war, auch einen gesunden Meniscus abzureißen.

Nicht immer wird die Beantwortung der Frage klipp und klar möglich sein. Besonders schwierig, ja unmöglich kann sie sein, wenn noch nicht operiert wurde, weil dann der oft sehr wichtige Operations- und histologische Befund nicht zur Verfügung steht und weil dann gar nicht so selten nicht einmal angegeben werden kann, ob wirklich eine Meniscusbeschädigung vorliegt.

In kritischer Auswertung aller im Rahmen dieser Abhandlung besprochenen Einzelfaktoren muß der begutachtende Arzt nach bestem Wissen und Gewissen wenigstens zu einem Schluß überwiegender Wahrscheinlichkeit kommen. Er muß sich dabei von absoluter Unparteilichkeit leiten lassen, denn er ist weder Anwalt der Berufsgenossenschaft noch Anwalt des Patienten. Alle für die Beurteilung wichtigen Aktenunterlagen, wie die Unfallanzeige, der D-Arzt-Bericht, das polizeiliche Unfalluntersuchungsprotokoll, die Zeugenaussagen, eine von den Krankenkassen gegebene Aufstellung über frühere Erkrankungen usw., nicht zuletzt ein Bericht des erstbehandelnden Arztes werden von der Berufsgenossenschaft zur Verfügung gestellt. Gerade der Bericht des erstbehandelnden Arztes kann von besonderer Wichtigkeit sein. Es ist daher bedauerlich, wenn er oft dürftig ist.

Um dem begutachtenden Arzt brauchbare Unterlagen über die Feststellungen des erstbehandelnden Arztes in die Hand zu geben, haben die Berufsgenossenschaften deshalb ein Formular herausgebracht, in dem alle für die Beurteilung wichtigen Fragen enthalten sind. Die exakte Beantwortung der Fragen stellt einen ausführlichen Krankheitsbericht bei Knieschaden — so ist das Formular überschrieben — dar. Im Kopf des Fragebogens ist angegeben, daß von einer nachträglichen Befragung oder einer neuerlichen Untersuchung vor der Beantwortung abzusehen ist. Da jedoch der vielbeschäftigte praktische Arzt im allgemeinen nur wenig Zeit für ausführliche Aufzeichnungen hat und manchmal ihm bedeutungslos erscheinende, für eine spätere Begutachtung aber wichtige Symptome gar nicht beachtet, wird ihm die einwandfreie Beantwortung aller Fragen meist nicht möglich sein. Nicht einmal Durchgangsärzte pflegen genaue Umfangmaße unter Vergleich mit der anderen Extremität oder den genauen Grad der möglichen Streckung und Beugung des Kniegelenkes schriftlich festzuhalten und können dann diese im Formular enthaltenen für die Beurteilung unter Umständen wichtigen Fragen — ich verweise zum Beispiel auf meine Ausführungen über die Beschaffenheit des Kniestreckmuskels — nicht beantworten. Trotz der Ausführlichkeit seiner Fragen wird daher das ausgefüllte Formular nicht immer eine die Begutachtung wesentlich erleichternde Grundlage abgeben.

Die Meinungen darüber, ob die Meniscusbeschädigung in erster Linie traumatisch bedingt ist oder hauptsächlich auf degenerativen Veränderungen beruht, sind sehr verschieden. Sie umfassen beide Extreme. So glaubte TOBLER annehmen zu müssen, daß eine Meniscusbeschädigung bei einem gesunden Organ nicht vorkommen könne. Nur ein degeneriertes könne einreißen. LINDE vertrat demgegenüber den Standpunkt, daß die Meniscusbeschädigung stets auf einen Unfall zurückzuführen ist. KRÖMER meint, daß bisher viel zuwenig Meniscusbeschädigungen als Unfallfolge anerkannt worden seien. Die Annahme einer überwiegend primären Meniscusdegeneration im Meniscusrißalter, also bis zum 40. Lebensjahr, sei widerlegt, eine Auffassung, die, wie meinen Ausführungen über den histologischen Befund entnommen werden kann, nicht richtig ist. GROH führt aus, daß die Aufbrauchsschäden in ihrer praktischen Bedeutung weitgehend überschätzt werden. 96% Unfallschäden standen nur 4% Aufbrauchsschäden gegenüber.

FUSS hingegen konnte nur bei 81 von 297 Fällen den Unfallzusammenhang annehmen. ANDREESEN fand bei 285 von 666 Fällen, also in 42,8%, eine einwandfrei traumatische Meniscusbeschädigung.

Bei 16 der 61 Fälle einwandfreier Meniscusbeschädigung meines Krankengutes war der Unfallzusammenhang zu bejahen. Einmal war eine unfallbedingte richtunggebende Verschlimmerung eines vorbestandenen Zustandes anzunehmen. Über ein Viertel der Fälle war also traumatischen Ursprungs.

Bei genauer gegenseitiger Abwägung aller für die Klärung der Frage nach dem Unfallzusammenhang bedeutungsvollen Kriterien werden wir uns dem Standpunkt der Extremisten der einen oder anderen Seite nicht anschließen können. Wir werden zu dem Schluß kommen, daß die degenerativen Meniscusbeschädigungen im allgemeinen häufiger sind als die unfallbedingten.

Die strengen von MAGNUS aufgestellten Forderungen, die das frühere Reichsversicherungsamt seinen Entscheidungen zugrunde legte, können wir allerdings nicht mehr gelten lassen. Insofern bestehen die Auffassungen BÖHLERS, KRÖMERS, GROHS und anderer zu Recht.

An Stelle der von MAGNUS aufgestellten Richtlinien werden wir bei der Klärung der Frage nach dem Unfallzusammenhang folgende, nur im Gesamtbild verwertbare Faktoren beachten müssen:

1. Der Unfallzusammenhang kann nur dann bejaht werden, wenn das angeschuldigte Ereignis geeignet war, einen gesunden Meniscus ein- oder abzureißen.

2. Ein Bluterguß spricht nicht unbedingt für eine traumatische Entstehung, da er auch bei einer degenerativen Lösung vorkommen kann. Im übrigen kann er fehlen, wenn der Unfall lediglich einen Riß im gefäßlosen Bezirk des Meniscus zur Folge hatte.

3. Blockierung des Gelenkes, Schmerzen und Belastungsunfähigkeit müssen nicht unbedingt für einen traumatischen Meniscusriß sprechen, sie können auch bei einer auf degenerativer Basis zustande gekommenen Lösung und Einklemmung des Meniscus sowie bei einer habituellen Luxation bestehen. Fehlen ausgesprochener Gelenkblockierung, vorhandene Belastungsfähigkeit und geringe Schmerzen schließen eine traumatische Entstehung nicht aus, da das Trauma nicht zu einer Einklemmung des abgerissenen Meniscusteiles führen muß oder die Einklemmung sich spontan sofort wieder reponierte.

4. Aus der sofortigen oder alsbaldigen Arbeitsniederlegung allein können weder positive noch negative Schlüsse gezogen werden, da sowohl traumatische Meniscusrisse wie degenerativ bedingte Lösung und auch Einklemmungen im Sinne einer habituellen Luxation zu sofortiger Arbeitseinstellung zwingen können. Aber auch Weiterarbeiten ist kein Beweis gegen eine traumatische Entstehung, da ein durch Unfall abgerissener, aber nicht eingeklemmter Meniscus nur geringe Erscheinungen zu machen braucht (s. Punkt 3).

5. Eine *sofort* nach dem angeschuldigten Ereignis festzustellende Qualitätsverminderung des Kniestreckmuskels kann gegen eine traumatische Ursache sprechen.

6. Konstitutionelle und dispositionelle Faktoren (Bindegewebsschwäche, O-Bein, X-Bein usw.) lassen den Verdacht auf degenerativ bedingte Lösung aufkommen, schließen aber eine traumatische Genese nicht aus.

7. Beschädigungen des hinteren Meniscusanteiles sind auf eine atraumatische Genese verdächtig.

8. Wenige Tage nach dem angeschuldigten Ereignis operativ festgestellte Knorpelschäden in der Umgebung des beschädigten Meniscus sprechen unter der Voraussetzung, daß es sich nicht um frische Absprengungen handelt, gegen den Unfallzusammenhang.

9. Ergibt die histologische Untersuchung eines sehr bald nach einem angeschuldigten Ereignis entfernten Meniscus weder degenerative noch reparative Veränderungen, dann bestehen an dem Unfallzusammenhang keine Zweifel.

10. Sind in einem erst einige Zeit nach dem angeschuldigten Ereignis operativ entfernten Meniscus histologisch keine wesentlichen degenerativen, wohl aber reparative Veränderungen festzustellen, dann ist der Unfallzusammenhang zu bejahen.

11. Zeigt die histologische Untersuchung eines sehr bald nach einem angeschuldigten Ereignis entfernten Meniscus schwere degenerative und reparative Veränderungen, dann muß eine schon länger zurückliegende Lösung angenommen werden.

12. Läßt der wenige Tage nach dem angeschuldigten Ereignis operativ entfernte Meniscus histologisch nur degenerative aber keine reparativen Veränderungen erkennen, dann wird unter Umständen eine durch das angeschuldigte Ereignis eingetretene Lösung eines schon vorher degenerativ veränderten Meniscus anzunehmen sein. War das angeschuldigte Ereignis geeignet, auch einen gesunden Meniscus abzureißen, ist der Unfallzusammenhang im Sinne einer richtunggebenden Verschlimmerung zu bejahen, war es nicht geeignet, ist er zu verneinen.

Zu welchem Ergebnis der begutachtende Arzt auch kommen mag, ob er die Unfallzusammenhangsfrage bejaht oder verneint, bei der Bewertung der verbliebenen Erwerbsfähigkeit wird er im allgemeinen feststellen können, daß eine technisch richtig ausgeführte Operation ohne polypragmatische Nachbehandlung die Beschädigung des Meniscus wieder behoben hat und daß, abgesehen von einer kurzen Zeit nach der Operation, eine wesentliche Herabsetzung der Erwerbsfähigkeit nicht verblieben ist.

Schrifttum

ANDREESEN, R.: Erg. Chir. u. Orthop. 30 (1937). — Verh. Dtsch. Gesellsch. Unfallheilk. XIX. Tag. 1955, Hefte Unfallheilk. 52, 214 (1956). — BAETZNER, W.: Sport- und Arbeitsschäden. Leipzig: G. Thieme 1936. — BENNINGHOFF, A.: Lehrb. Anatomie des Menschen. München-Berlin: J. F. Lehmann 1939. — BÖHLER, L.: Langenbecks Arch. u. D. Z. Chir. 282 (1955). — Die Technik der Knochenbruchbehandlung. Bd. II, 2. Teil, Wien-Bonn-Bern: W. Maudrich 1957. — BRAGARD, K.: Münch. med. Wschr. 1930. — BÜRKLE DE LA CAMP, H.: Meniscusbeschädigungen des Kniegelenkes in „Das ärztliche Gutachten im Versicherungswesen" Bd. I. München: J. A. Barth 1955. — BÜRKLE DE LA CAMP, H., und P. ROSTOCK: Handb. ges. Unfallheilk. Bd. III. Stuttgart: F. Enke 1956. — BURCKHARDT, H.: Mschr. Unfallheilk. 26 (1939). — DEMMER: Zit. b. Andreesen. — DURANTI, M.: La Chir. gen. 4 (1955), Ref. Z. org. Chir. 143. — FISCHER, HERGET, MOLINEUS: Das ärztliche Gutachten im Versicherungswesen. München: J. A. Barth 1955. — FUSS, H.: Mschr. Unfallheilk. 43 (1936). — Zbl. Chir. 76 (1951). — GROH, H.: Der Meniscusschaden des Kniegelenks als Unfall- und Aufbruchsfolge. Stuttgart: F. Enke 1954. — HENDERSON, M. S.: Surg. Chir. N. Amer. 14 (1934), Ref. Z. org. Chir. 70. — HENSCHEN, C.: Verh. schweiz. Naturforsch. Ges. Zürich 1917. — Schweiz. med. Wschr.

1929, II. — Hoffa, A.: Therapie d. Gegenwart **1903**, 1. — Hübner, A.: Mschr. Unfallheilk. **60**, 1 u. 97 (1957). — Idelberger, K.: Med. Klinik H. **38** (1956). — Kallius, H.: Bruns Beitr. **163** (1936). — Köstler, J.: Arch. klin. Chir. **187** (1936). — Konjetzny, G.: Münch. med. Wschr. **1916**. — Krömer, K.: Der verletzte Meniscus. Wien-Bonn: W. Maudrich 1955. — Lange, M.: Orthopädisch-Chirurgische Operationslehre. München: J. F. Bergmann 1951. — Lanz, v. T., u. W. Wachsmuth: Praktische Anatomie. 1. Bd. 4. Teil Bein und Statik. Berlin: Springer 1938. — Linde, F.: Mschr. Unfallheilk. **37** (1930). — Med. Klin. **1934** II. — Med. Klin. **1936** I. — Lob, A.: Mechanische, thermische und elektrische Verletzungen. Handb. d. ges. Unfallheilk. 1. Bd. Stuttgart: F. Enke 1955. — Magnus, G.: Mschr. Unfallheilk. **41** (1934). — Arch. Orthop. Chir. **35** (1934). — Zbl. Chir. **1938**. — Mandl, F.: Dtsch. Z. Chir. **239** (1933). — Wien. med. Wschr. **1934** I. — Merke, F.: Schweiz. med. Wschr. **1940** II. — Payr, E.: Zbl. Chir. **1936**. — Petitpierre: zit. b. Andreesen. — Pfab, B.: Zbl. Chir. **1918**. — Pommer, G.: Arch. Orthop. Chir. **17** (1920). — Prinz: Arch. Orthop. Chir. **37** (1937). — Regensburger, K.: Arch. Orthop. Chir. **34** (1933). — Reischauer, F.: Untersuchungen über den lumbalen und cervikalen Wirbelbandscheibenvorfall. Stuttgart: G. Thieme 1949. — Roux, W.: Revue de chir. **1895**. — Saar v.: zit. bei Sommer, R.: N. dtsch. Chir. **41** (1928). — Schaer, H.: Der Meniscusschaden. Leipzig: G. Thieme 1938. — Steinmann, F.: Schweiz. Rdsch. Med. **22** (1922). — Tobler, Th.: Schweiz. med. Wschr. **1929** II. — Arch. klin. Chir. **177** (1933). — Warner, F.: Verh. d. D. Orthop. Ges. **1947**. — Warner, H.: Chirurg **4** (1932).

SPRINGER-VERLAG / BERLIN · GÖTTINGEN · HEIDELBERG

Ärztliches Haftpflichtrecht

Seine Grundlagen und seine Bedeutung im Verhältnis des Arztes und des Krankenhauses zum Patienten. Von Professor Dr. **A. Hübner**, Chirurg in Berlin, und Dr. **H. Drost**, Bundesrichter i. R., Karlsruhe. VII, 292 Seiten Gr.-8°. 1955. Ganzleinen DM 36,—

Gutachtentechnik

Von Professor Dr. **Hans W. Gruhle**, Bonn. III, 66 Seiten 8°. 1955. Steif geheftet DM 6,90

Vorschriften und Richtlinien für den Praktiker und Vertrauensarzt

Von Dr. **Th. Vaternahm**, Homburg v. d. Höhe. V, 59 Seiten 8°. 1955. DM 4,80

Taschenbuch des Vertrauensarztes

Von Dr. **Th. Vaternahm**, Homburg v. d. Höhe. Dritte, neubearbeitete Auflage. VII, 183 Seiten Kl.-8°. 1951. DM 5,60

Chirurgische Knochen- und Gelenkerkrankungen

Zugleich ein Versuch einheitlicher Benennung der Krankheitsbilder

Von Professor Dr. med., Dr. rer. nat. h. c. **F. Oehlecker**, Hamburg. Mit einem Geleitwort von Professor Dr. H. Bürkle de la Camp. VII, 155 Seiten Gr.-8°. 1955.
Ganzleinen DM 19,80

VERLAG VON J. F. BERGMANN / MÜNCHEN

Fuß und Bein, ihre Erkrankungen und deren Behandlung

Ein Lehrbuch. Von Professor Dr. **Georg Hohmann**, Direktor der Orthopädischen Universitätsklinik, München. Fünfte, ergänzte Auflage. Mit 451 Abbildungen. VIII, 514 Seiten Gr.-8°. 1951. DM 39,60; Ganzleinen DM 42,60

Hand und Arm, ihre Erkrankungen und deren Behandlung

Ein Lehrbuch. Von Professor Dr. **Georg Hohmann**, Direktor der Orthopädischen Universitätsklinik, München. Mit 199 Abbildungen. VIII, 272 Seiten Gr.-8°. 1949.
DM 21,—; Ganzleinen DM 24,—

Sehnenverletzungen und Sehnen-Muskeltransplantationen

Von Privatdozent Dr. **A. N. Witt**, Oberarzt des Versorgungskrankenhauses Bad Tölz. Mit 122 Textabbildungen. VIII, 164 Seiten Gr.-8°. 1953. Ganzleinen DM 32,80

SPRINGER-VERLAG / BERLIN · GÖTTINGEN · HEIDELBERG

Allgemeine und spezielle chirurgische Operationslehre

Begründet von **Martin Kirschner**. Zweite Auflage. Herausgegeben von Professor Dr. **N. Guleke**, Wiesbaden, und Professor Dr. **R. Zenker**, Marburg a. d. Lahn. In 10 Bänden. Jeder Band ist einzeln käuflich.

Im März 1958 wird erscheinen:

Erster Band: **Allgemeine Operationslehre**

Von Dr. **Gerd Hegemann,** o. ö. Professor der Chirurgie und Direktor der Chirurgischen Klinik der Universität Erlangen.

Erster Teil: Mit 378 zum großen Teil farbigen Abbildungen. XIX, 420 Seiten Gr.-8°. 1958.

Zweiter Teil: Mit 256 zum großen Teil farbigen Abbildungen. XIII, 747 Seiten Gr.-8°. 1958.

In zwei Teile gebunden, die nur zusammen abgegeben werden. Ganzleinen DM 496,—

Bei Verpflichtung zur Abnahme des Gesamtwerkes Subskriptionspreis

Ganzleinen DM 396,80

Inhaltsübersicht: Geleitwort der Herausgeber. Vorwort. — *I. Teil.* Die Operationsabteilung. Allgemeine Operationstechnik. Operationen an der Haut. Operationen an den Gefäßen. Operationen an den Nerven. Operationen an den Knochen. Operationen an den Sehnen. — *II. Teil.* Allgemeinnarkose. Lokalanaesthesie. Wundheilung und Wundbehandlung. Behandlung von Verbrennungen. Präoperative Untersuchung und Behandlung. Postoperative Überwachung und Behandlung. Gefahren und Bekämpfung einer Blutung. Blutersatz. Bekämpfung chirurgischer Infektionsprozesse. Schock. Thrombose und Thrombus-Embolie (unter Mitarbeit von K. H. Hackethal). Nichtthrombotische Embolien. Operationsgefahren bei Besonderheiten im Allgemeinzustand. Operationsgefahren bei Blutungsübeln. Von R. Groß. Operation und Recht. Von H.-J. Goldbach. — Jedes Kapitel enthält ein Literaturverzeichnis. — Namen- und Sachverzeichnis.

Im September 1956 erschien:

Zehnter Band: **Die Operationen an den Extremitäten**

Von Dr. **W. Wachsmuth,** o. ö. Professor der Chirurgie und Direktor der Chirurgischen Universitäts- und Poliklinik, Würzburg.

Erster Teil: Allgemeiner Teil und die Operationen an der oberen Extremität. Mit 797 zum größten Teil farbigen Abbildungen XIX, 616 Seiten Gr.-8°. 1956.

Zweiter Teil: Die Operationen an der unteren Extremität. Mit 660 mit größten Teil farbigen Abbildungen. XXII, 641 Seiten Gr.-8°. 1956

In zwei Teile gebunden, die nur zusammen abgegeben werden. Ganzleinen DM 580,—

Bei Verpflichtung zur Abnahme des Gesamtwerkes Subskriptionspreis

Ganzleinen DM 464,—

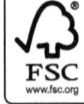

MIX
Papier aus verantwortungsvollen Quellen
Paper from responsible sources
FSC® C105338

If you have any concerns about our products,
you can contact us on
ProductSafety@springernature.com

In case Publisher is established outside the EU,
the EU authorized representative is:
**Springer Nature Customer Service Center GmbH
Europaplatz 3, 69115 Heidelberg, Germany**

Printed by Libri Plureos GmbH
in Hamburg, Germany